# 廖润泉

## 名老中医学术思想经验集

常 青 ◎主 编

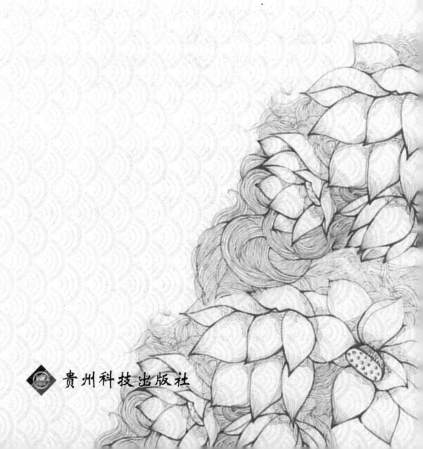

贵州科技出版社

图书在版编目（CIP）数据

廖润泉名老中医学术思想经验集／常青主编. -- 贵阳：贵州科技出版社,2019.12（2025.1重印）
ISBN 978 - 7 - 5532 - 0807 - 7

Ⅰ. ①廖… Ⅱ. ①常… Ⅲ. ①中医临床 - 经验 - 中国 - 现代 Ⅳ. ①R249.7

中国版本图书馆 CIP 数据核字（2019）第 245374 号

**廖润泉名老中医学术思想经验集**
LIAORUNQUAN MINGLAOZHONGYI XUESHU SIXIANG JINGYANJI

| | | |
|---|---|---|
| 出版发行 | 贵州科技出版社 |
| 地　　址 | 贵阳市中天会展城会展东路 A 座（邮政编码:550081） |
| 网　　址 | http://www.gzstph.com |
| 出 版 人 | 熊兴平 |
| 经　　销 | 全国各地新华书店 |
| 印　　刷 | 北京兰星球彩色印刷有限公司 |
| 版　　次 | 2019 年 12 月第 1 版 |
| 印　　次 | 2025 年 1 月第 2 次 |
| 字　　数 | 242 千字 |
| 印　　张 | 13.75 |
| 开　　本 | 710 mm×1000 mm　1/16 |
| 书　　号 | ISBN 978 - 7 - 5532 - 0807 - 7 |
| 定　　价 | 79.00元 |

天猫旗舰店:http://gzkjcbs.tmall.com

# 编辑委员会

主　　编:常　青
副 主 编:何金军
编　　委:(以姓氏笔画为序)
　　　　申　军　刘红勤　闫　安
　　　　吴栖岸　何金军　孟永会
　　　　常　青　葛平玉
编委秘书:闫　安　王　琴

# 序

中医是中华民族的瑰宝,为我国广大人民的心身健康提供了不可替代的保障。自春秋战国以来,中医逐步形成了理论体系,相继出现了华佗、张仲景、孙思邈等一大批著名医家。中医外科学是中医理论体系的重要组成部分,是研究外科疾病发生、发展及其防治规律的一门临床学科。汉末华佗是我国历史上最著名的外科医生,他首创麻沸散作为全身麻醉药,进行剖腹术等外科手术,堪称"外科鼻祖"。中医外科学包括了泌尿外科、男性生殖系统疾病。唐代孙思邈曾用葱管导尿治疗尿潴留。其所创方剂石苇散、三金排石汤用于治疗尿石症,龙胆泻肝汤内服配合金黄散外用治疗子痈,临床疗效均显著。

20世纪,随着现代医学的兴起和发展,中医治疗外科疾病的不足逐渐显现。中华人民共和国成立后,在党中央、国务院的大力支持和提倡下,中西医结合在全国不断推广,临床各科均取得了卓越的成就,有力地推动了中医事业的发展和进步。中医外科学要发展、进步,必须紧跟社会发展的步伐,充分运用现代科技手段,结合现代医学,走中医现代化道路,走中西医结合道路。

贵阳中医学院第一附属医院(现贵州中医药大学第一附属医院)泌尿外科起步于20世纪60年代,开创了贵州省多项第一,如省内最早开展自体肾移植、最早引进体外碎石机、最早开展腔内泌尿外科等。泌尿外科成立独立病区后,在常青教授带领下,继承和保持了中医、中西医结合特色,成立了男科组,在微创和腔内泌尿男科方面也取得了长足的发展,如经皮肾镜碎石取石术,输尿管软镜、硬镜碎石取石术,腹腔镜治疗泌尿系统肿瘤等。常青教授是泌尿男科学科带头人,贵州省泌尿外科学会、贵州省男科学会副主任委员,贵州省中西医结合泌尿男科学会主任委员。其毕业于贵阳医学院(现贵州医科大学)医学系和广州中医药大学西学中第二学士学位班,获得了西医学和中医学双学士学位,系我学术思想的优秀传承弟子,是中西医结合的坚定支持者,其对中西医结合治疗泌尿男性生殖系统疾病有着独特的见解和领悟。

本书系统地对我 50 余年来在中西医结合治疗泌尿男性生殖系统疾病方面的学术思想及临证经验进行了凝练和总结，涵盖面广，内容丰富。尤其强调，在临床诊疗过程中，应辨证与辨病有机结合，在辨病的基础上进行辨证论治，取中医、西医各自优势，共同发挥最大作用，以取得最佳疗效。只有中西医协同配合，取长补短，才能更好地提高临床诊治率。

此书得以完成，离不开常青教授和泌尿外科全体医务人员的共同努力，为此，感谢大家的付出与努力，愿中西医结合的道路越走越宽，繁荣昌盛。祝愿大家身体健康、工作顺利。

廖润泉

2018 年 3 月于广东珠海

# 前　言

　　廖润泉教授是贵阳中医学院第一附属医院外科奠基人和学科带头人,也是贵州省中西医结合外科奠基人之一。廖润泉教授出生于广东省梅县,自幼立志学医。1958 年毕业于有"南湘雅"美誉的中南大学湘雅医学院。1965 年贵阳中医学院(现贵州中医药大学)成立时,负责组建普外科及外科教研室,开展中西医结合治疗普外科、泌尿外科及男科疾病。

　　廖润泉教授医术精湛,医德高尚,在 50 余年的行医历程中,不断探索中西医结合外科模式,引西润中,合参论治,重视中医整体观和辨证论治,强调辨证与辨病结合,两者并重,两者互参,从本质上把握疾病,在辨病上不仅限于中医的辨病,还借助于现代医学手段弥补中医在微观认识上的不足,力求辨证得当,用药精准。其治学严谨,一直致力于中西医结合教育,对自己的学术思想和临证经验,总是毫无保留、倾囊相授。在其主编的论著中,大量融入了自身中西医结合学术思想,为贵州省培养了大批中西医结合人才。他开拓创新,勇于开创新技术,积极开展中西医结合理论研究和临床实践工作,如中药对胃肠道运动功能的影响的动物试验、舌苔变化与胃黏膜病理变化的关系、金黄散的临床应用等研究。1978 年,在贵州省首先应用空心纤维透析器开展动静脉内瘘进行血液透析。1979 年,最早在贵州省开展自体肾移植术,即全国首例"自体肾移植治疗输尿管广泛狭窄"及贵州省首例"离体肾脏手术治疗鹿角型肾结石"。1988 年,在贵州省首先开展干式体外冲击波碎石技术。1997 年,被确定为第二批全国老中医药专家学术经验继承指导老师。2017 年获得由人力资源和社会保障部、国家卫生和计划生育委员会、国家中医药管理局授予的首届全国名中医称号。

　　笔者有幸在 1997—2000 年师承于廖润泉教授,经过近 20 年的临床运用、领悟和凝练,对其基本学术思想有深刻的认识和体会。本书结合笔者的认识和体会,阐述了廖润泉教授中西医结合治疗外科疾病的学术思想,分述了其在临证中的经验。本书共分为三章,第一章:廖润泉名老中医的成才路迹及行医经历,介绍了廖润泉教授的医学成才路迹,如何从西医走向中西医结合,与同道一起开创了贵州省中西医结合治疗外科疾病。第二章:廖润泉名老中医的基本学术思想概论,由笔者凝练总结,分八节系统全面地介绍了廖润泉教授学术思想的精髓,值得读者细细揣摩和体会。第三章:廖润泉名老中医的学术思想各论,根据不同疾病介绍廖润泉教授的临床思路及诊治策略。

本书编写人员全部来自廖润泉名老中医工作室,在编写过程中得到廖润泉教授的大力支持。廖润泉教授提出了许多宝贵意见,提供了许多珍贵的原始材料,以使此书内容丰富翔实,在此深表感谢!

常　青
2018 年 3 月于贵阳

# 廖润泉教授简介

廖润泉，1936—2019 年，男，广东省梅县人。1958 年毕业于中南大学湘雅医学院医疗系，1975 年毕业于贵阳中医学院西学中班。中共党员，中西医结合临床医学教授，主任医师，享受国务院政

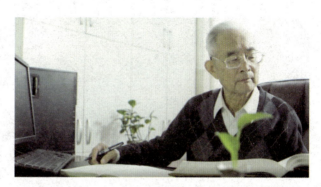

府特殊津贴专家，第二批全国老中医药专家学术经验继承指导老师，首届全国名中医。历任贵阳中医学院副院长，中共贵阳中医学院党委常务委员，正厅级调研员。贵州省第五届、第六届人大代表，贵州省科学技术委员会委员，贵州省高等院校高级技术职务评审委员会委员，贵州省卫生技术高级职务评审委员会委员，贵州省归国华侨联合会常务委员，贵州省抗癌协会癌症康复会专家咨询组成员，中国中西医结合学会贵州分会常务理事，全国中医药高等教育学会临床教育研究会常务理事、西医外科分会副理事长。

廖润泉教授从事中西医腹部外科、泌尿外科 50 余年，系贵阳中医学院第一附属医院外科奠基人和学科带头人。1980 年被授予"贵州省教育战线先进工作者"，1983 年被评为"贵州省为人师表先进代表""全国卫生先进工作者"，1988 年获"贵州省优秀教师"，1989 年获"全国优秀归侨、侨眷知识分子"，1993 年获得"国务院政府特殊津贴"，1994 年被中华全国华侨联合会授予"全国先进个人"，并获得"爱国奉献奖"。1996 年底被人事部、卫生部及国家中医药管理局确定为第二批全国老中医药专家学术经验继承指导老师。2014 年获得国家中医药管理局第五批"全国名老中医药专家传承工作室建设项目"立项，2018 年经国家中医药管理局验收合格，完成建设。2017 年获得由人力资源和社会保障部、国家卫生和计划生育委

员会、国家中医药管理局授予的首届全国名中医称号。

廖润泉教授一生坚持走中西医结合道路，为倡导、创建贵阳中医学院中西医结合专业做出了不可磨灭的贡献。在获得殊荣后，他并没有骄傲，而是全身心地投入到临床、教学和科研工作中。在全国首先开展自体肾脏移植术、离体肾脏手术，在贵州省率先开展干式体外冲击波碎石技术。在我国首先应用自体肾移植治疗输尿管广泛狭窄，于1985年被载入《中国外科年鉴》。2000年，廖润泉主编并出版了高等医学院校中西医结合专业用书《外科学》。

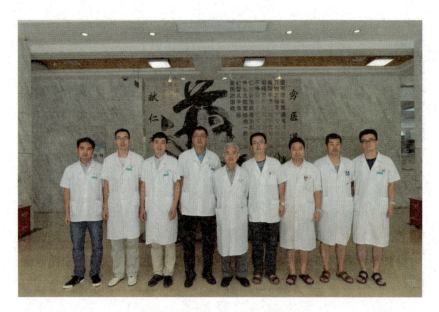

廖润泉名老中医工作室全体人员

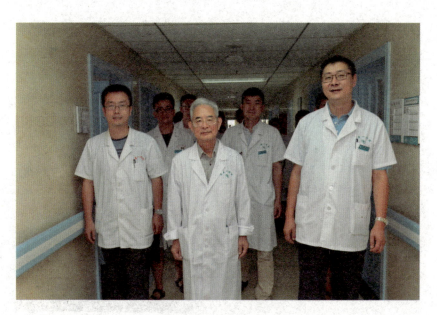

参加临床与教学查房 1

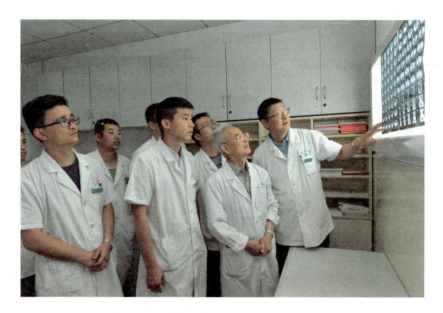

参加临床与教学查房 2

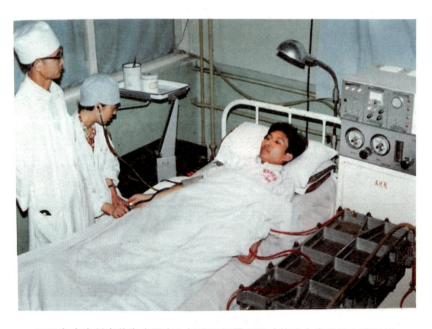

1978 年在贵州省首先应用空心纤维透析器开展动静脉内瘘进行血液透析

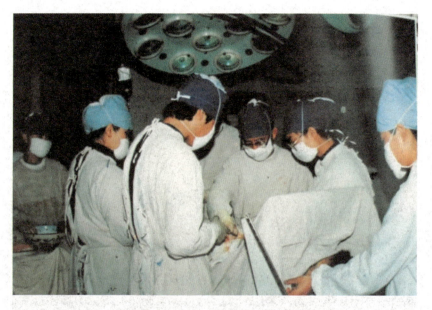

1979 年在贵州省开展首例自体肾移植术

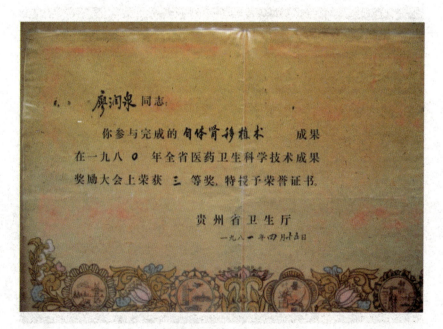

自体肾移植术获奖证书

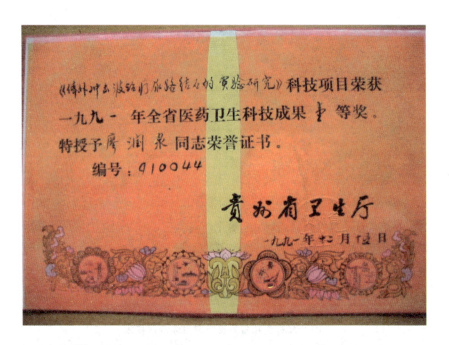

《体外冲击波治疗尿路结石的实验研究》科技项目荣获
一九九一年全省医药卫生科技成果 二 等奖。
特授予廖 润 泉 同志荣誉证书。

编号：910044

贵州省卫生厅

一九九一年十二月七日

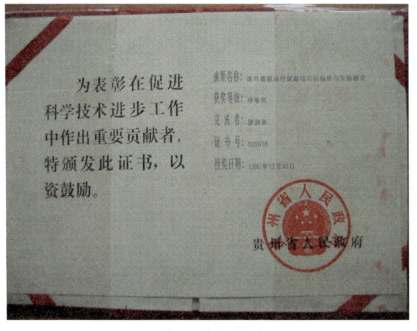

为表彰在促进
科学技术进步工作
中作出重要贡献者，
特颁发此证书，以
资鼓励。

成果名称：体外震波治疗尿路结石的临床与实验研究

获奖等级：叁等奖

完成者：廖润泉

证书号：920678

授奖日期：1992年12月30日

贵州省人民政府

体外冲击波碎石技术获奖证书

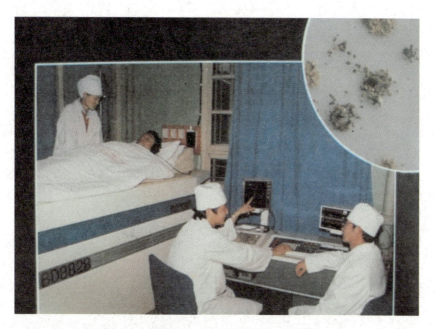

1988 年在贵阳市开展首例体外冲击波碎石技术（右上角为被粉碎后排出的结石）

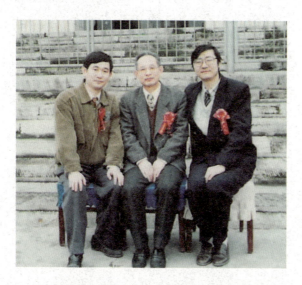

1997 年师徒合影（从左至右蒋中秋、廖润泉、常青）

# CONTENTS 目　录

## 第三章　廖润泉名老中医的学术思想各论 // 048

# 第一章　廖润泉名老中医的成才路迹及行医经历

## 第一节　迈入医学院校,走向行医之路

　　廖润泉教授自幼立志学医,原因与其成长环境有密切关系。廖润泉长兄幼年因病去世,其父母悲痛万分,便希望次子廖润泉能学医。11 岁时,父母就送廖润泉进入梅县当地的教会学校——乐育中学(当时该校高中优秀毕业生可直接进入上海同济医学院),而在该校旁边,就是同一教会所办的医院——德济医院。在这种环境熏陶下成长的廖润泉,渐渐地喜欢上了医学。在报考大学的志愿里,其全部选择了医学院校。1953 年,17 岁的廖润泉如愿以偿,以优异的成绩考入了具有悠久历史和素以治学严谨、医术精湛、人才辈出而享有"南湘雅"盛誉的湘雅医学院,从此开启了一生的辉煌行医生涯。

　　1958 年,廖润泉以"三好"优等生和优异的成绩从湘雅医学院毕业。响应党和国家的号召,廖润泉奔赴贵州山区参加工作。当时被安排在贵州省卫生干部进修学校任外科教师,由于无教学任务,随即被派往贵州省人民医院外科工作。同年,毛泽东同志提出了西医学习中医和中西医结合的设想,掀起了一场中西医结合的运动。这给刚刚从事医疗工作不久,渴望学习更多医学知识的廖润泉带来了大好的机会。从学习天津南开医院中西医结合治疗急腹症开始,他如饥似渴地汲取中医学理论并运用于临床工作,深深地感受到了中医的神奇疗效。如急性阑尾炎,一向被认为都要急诊手术,而应用中医治疗后,不动手术也能治愈;又如肾绞痛的患者,以往都需要注射止痛针如吗啡等,而用中医针灸就能止痛。这些治疗方法,不但减轻了患者的痛苦,缩短了疗程,也减轻了患者的经济负担。这些神奇的中医疗法,对刚踏入医学临床工作的廖润泉来说,是一种巨大的震撼,对他起到了很大的

启发作用,激发了他对中医的兴趣和学习中医的动力,也决定了他今后的医学道路——中西医结合。

在贵州省人民医院担任住院医师期间,他进行了外科各个专科的轮转学习,通过5年的努力学习和积累,他掌握了牢固的理论知识和扎实的实践技能。1964年,贵州省人民医院恢复总住院医师制,他被确定为总住院医师,这对规范管理和培养年轻医师是个难得的机会。担任一年总住院医师期满后,由于工作表现突出,又被指派协助第二任总住院医师工作半年。经过一年半的总住院医师锻炼和自身的努力,1965年廖润泉担任了代理主治医师,主管外科第一病区(腹部外科)医疗工作。在贵州省人民医院工作,是廖润泉行医生涯中至关重要的一段历史。在这里,他有幸得到了当时贵州省知名外科专家刘荣桂、梁浩两位主任的言传身教,他们高尚的医德和精湛的医术深深地影响着廖润泉一生的行医历程。

## 第二节　中西并举,开拓与发展医学之道

1965年,贵阳中医学院成立,这对十分热爱中医的廖润泉来说,是一次难得的机遇。廖润泉选择了前往贵阳中医学院筹建外科教研室,任外科教研室副主任,主持外科教研室工作。至1966年初,他又被派到贵阳中医学院第一附属医院(现贵州中医药大学第一附属医院)外科工作,正式聘为外科主治医师,担任外科负责人,着手筹建手术室,使外科在短时间内初具规模。1967年,由于当时的贵阳中医学院第一附属医院没有可供学生实习的外科基地,为了不使学生失去进入临床实习的机会,他又带着自己的学生回到了贵州省人民医院工作,并任外科主治医师,主持外科第一病区(腹部外科)工作,同时亲自指导学生临床实习。

1968年,贵阳中医学院为了从根本上解决学生外科实习问题,准备在贵阳中医学院第一附属医院建立中西医结合外科病房,故廖润泉又被派回贵阳中医学院第一附属医院主持外科工作,重新筹建中西医结合外科病房、手术室和麻醉组等。凭着一腔热血和对中医的热爱,廖润泉带领着当时热爱中医外科事业的一帮人,在以中医治疗为主的基础上,逐步开展门诊小手术,如包皮环切术、乳房和皮肤表浅包块切除术等,为后来开展腹部、颈部、胸部手术,如阑尾切除术、疝修补术、肠切除

吻合术、胃切除术、胆囊切除术、乳腺癌根治术、甲状腺切除术等打下了坚实的基础。另外,限于当时贵阳中医学院第一附属医院的条件,还开展了一部分骨科、肛肠科手术,如骨关节病灶清除术、骨折切开复位术等。廖润泉培养了一批贵阳中医学院中西医结合外科人才,为今天的贵州中医药大学第一附属医院外科奠定了基础。值得一提的是,当时刚组建的外科并没有专职麻醉师,而是由廖润泉自己兼任,并开展了局部麻醉、脊椎麻醉、硬膜外麻醉术;为结合当时国内中西医结合医疗形势,他还与针灸科医生共同完成了风靡一时的针刺麻醉,并在临床上推广运用。经过约 3 年的时间,建立了一个初具规模的中西医结合外科病房,培养了一批中西医结合外科和麻醉科人才,为贵阳中医学院学生提供了中西医结合外科临床实习基地。

1971 年,为了更好地开展中西医结合外科临床工作,夯实自身中医学基础理论,怀着对中西医结合治疗外科疾病的浓厚兴趣,他积极参加了由卫生部在贵州省遵义市主办的全国毛泽东思想统帅中西医结合治疗急腹症学习班,并到天津市南开医院学习中西医结合治疗急腹症,到上海市复旦大学附属华山医院学习胃肠道手术后"革除两管一禁"常规(是指胃肠道手术后常规留置胃管、肛管和术后禁饮食)。这为其以后开展中西医结合外科工作奠定了基础,坚定了他走中西医结合道路的信心。

经过一年的中西医结合系统学习,他回到贵阳中医学院第一附属医院继续担任外科主任,把所学到的中西医结合知识应用于临床,组织开展中西医结合治疗急腹症。在以中医中药为主要治疗手段的基础上,对所有手术患者在手术前后都应用中医中药协同治疗。同时,开展"中医中药在腹部手术后'革除两管一禁'常规""中医中药在胃肠道单层吻合术中应用""如意金黄散治疗急腹症"等多项动物实验和临床应用研究。在中西医结合泌尿外科工作中,以中医中药治疗尿石症的临床应用得到了充分的总结和挖掘,2016 年,经其弟子常青主任医师收集整理,并充实完善。在运用中医中药治疗的同时,还开展了肾或输尿管切开取石术、肾切除术、肾部分切除术、膀胱黏膜尿道成形术和内镜技术(如 20 世纪 70 年代开展膀胱镜、20 世纪 80 年代初开展电切镜、20 世纪 90 年代初开展输尿管镜)等。从此,贵阳中医学院第一附属医院结束了不能开展现代外科手术的历史,中西医结合外科进入新的阶段。

1974 年 2 月—1975 年 8 月,有了中西医结合临床工作经验积累的廖润泉深感自身中医理论的不足,积极参加了贵阳中医学院西医离职学习中医班,对中医理论进行更深入系统的学习,得到了当时全国知名中医药专家袁家玑、许玉鸣、王祖雄、陈慈煦、李昌源、丁启后、石恩权和李梅村等的指点。这次学习大大提高了他的中医理论水平,提高了其在临床中运用中医药的水平,最为重要的是坚定了他坚持中西医结合的理想目标。

1978 年,为开展中医药在器官移植中抗排异作用的研究,廖润泉建立了人工肾室,开展血液透析工作,开展人工肾血液透析和肾移植的动物实验研究,并在贵州省首先应用空心纤维透析器开展以动静脉内瘘进行血液透析。在此基础上,于 1979 年,在全国首次开展"自体肾移植治疗输尿管广泛狭窄"的手术,该手术在《贵州日报》头版以"我省首例器官移植成功"为题做了报道,获得贵州省科学技术成果奖。随后,此项技术在贵州省各地被推广运用,为广大泌尿外科患者解除了痛苦。同年,他还在贵州省首先开展了"离体肾脏手术治疗鹿角型肾结石"。

随着社会的不断发展和科学技术的不断进步,新技术、新设备成了必不可少的条件,为了使贵阳中医学院第一附属医院泌尿外科得到长足发展,保持省内领先水平,廖润泉在 20 世纪 70 年代引进膀胱硬镜,开展输尿管逆行插管、膀胱疾病的诊治等。20 世纪 80 年代初,引进膀胱电切镜,在贵州省首先开展经膀胱镜膀胱肿瘤电切术、前列腺增生电切术。同时,还引进了先进的移动式 C 臂机在骨科、泌尿外科等科室术中应用,提升了手术的精准性,降低了泌尿系统结石术后残石率的发生。20 世纪 80 年代末,在贵州省首先开展体外(干式)冲击波碎石技术。同时,开展一系列体外碎石技术的动物实验和临床应用的科研工作,并获贵州省科学技术进步奖。20 世纪 90 年代初,分别引进了纤维膀胱镜、输尿管镜,在贵州省首先开展腔内泌尿外科技术和腔内液电碎石技术,针对膀胱结石及输尿管下段结石进行腔内碎石治疗,开创了贵州省泌尿外科腔内碎石技术的先河,为今后贵阳中医学院第一附属医院腔内泌尿外科工作的开展打下了基础。20 世纪 70 年代初至 20 世纪 90 年代末,在廖润泉的带领和指导下,贵阳中医学院第一附属医院泌尿外科工作处于贵州省领先水平,不仅开展了当时的所有腔内技术,还开展了泌尿外科所有的开放手术治疗,如前列腺癌根治术、膀胱癌根治术、膀胱全切再生术等。除此之外,他还相继开展了甲状腺癌根治术、乳腺癌根治术、胰腺癌根治术、门静脉高压静脉分流及断流术、脾肾静脉分流术等。这是贵阳中医学院第一附属医院外科最为辉煌的时期,至今都难以超越。

# 第三节　教书育人

廖润泉从事医学教育工作五十余载,教风严谨,工作兢兢业业、精益求精,主导建立贵阳中医学院中西医结合专业,所教专业皆属外科范畴,包括护理学及医学,所培养的人才从护士、护师、主管护理师、主任护理师,到医士、医师、主治医师、副主任医师、主任医师,其中,获得高级职称在贵阳中医学院第一附属医院工作的人员达30余人。1993年,廖润泉因在高等医学教育方面做出了巨大贡献,获得了"国务院政府特殊津贴"。

# 第四节　科学研究成果

## 一、廖润泉开展过的主要科研工作

1960年,为提高输精管结扎术的疗效,在贵州省人民医院协助梁浩主任从事计划生育科研项目"输精管结扎术"的方法改进,改进了男性计划生育技术。

1971年,在贵阳中医学院外科动物实验室开展了中药对胃肠道运动功能的影响的动物试验和金黄散的临床应用研究,为腹部手术"革除两管一禁"常规和开展中西医结合治疗急腹症做了理论和实践的准备。

1972年,在贵阳中医学院外科动物实验室开展胃肠道单层吻合术动物实验,为胃肠道单层吻合术的临床应用做了技术准备。

1977年,为研究舌苔变化的临床意义,在贵阳中医学院第一附属医院建立外科胃镜室,开展"舌苔变化与胃黏膜病理变化的关系"的研究,证实了中医观察舌苔的科学根据,为中医现代化做出了有意义的贡献。

1978年,为研究中医中药在器官移植中的抗排异作用和肾移植术的临床应用,在贵阳中医学院外科实验室开展"自体和异体肾移植术的动物实验研究"。

1982 年,开展"人工肾血液透析"技术,开展"联合应用平板透析器与空心纤维管透析器进行血液透析"临床应用研究,提高了血液透析的疗效。

1988 年,为提高体外冲击波碎石的疗效,在贵阳中医学院第一附属医院开展"体外冲击波碎石动物试验及临床应用研究",提出了体外冲击波碎石临床应用的安全范围和病例选择依据。

### 二、廖润泉获奖科研成果

1981 年,"自体肾移植治疗输尿管广泛狭窄"课题,获贵州省医药卫生科学技术成果奖一等奖。

1988 年,《自体肾移植治疗输尿管广泛狭窄》论文,获优秀论文证书。

1991 年,"体外冲击波碎石技术治疗尿路结石的动物实验研究",获贵州省医药卫生科技成果奖三等奖。

1992 年,"体外冲击波碎石技术治疗尿路结石的临床应用研究",获贵州省科学技术进步奖四等奖。

### 三、廖润泉的发现、发明和创造

#### 1. 发  现

(1)1959 年,发现一例稀有的先天性非融合型横过异位肾。

(2)1988 年,发现一罕见五代人中 14 例男性患者染色体异常、基因突变的家族。于 1991 年《中华医学遗传学杂志》总结发表《男子乳房女性化尿道下裂综合征一家系 14 例》一文。

(3)1996 年,发现先天性肾盂输尿管连接部狭窄所形成的肾积水与后天性结石梗阻所致的肾积水在静脉尿路造影形态上的特殊差异,对此两病的临床鉴别诊断和治疗方法的选择有重大意义。该项发现在 2002 年由其弟子常青总结,并在《贵阳医学院学报》2002 年 2 月第 27 卷第 1 期总结发表《88 例肾盂输尿管连接部梗阻的诊治》。

### 2. 发明和创造

(1)1978 年,开创了浆肌黏膜下层胃肠道单层吻合技术,并在贵阳中医学院第一附属医院推广运用。此技术改进了胃肠道吻合方法,提高了吻合口的通畅度,对预防吻合口狭窄和吻合口瘘的发生有着重要的意义。总结并撰写了《胃肠道单层吻合术 166 例报告》于 1980 年中华医学会贵州分会外科学术年会上宣读。该项技术的临床应用经验最终由其弟子常青在 1992 总结报告,并在《贵州医药》1992 年以《消化道单层吻合术 412 例临床报告》为题发表。

(2)1981 年,在离体肾脏切开取石术中,创造应用"相邻肾盏融合术"治疗肾盏漏斗部狭窄,降低了手术难度,减少了手术创伤,在国内外都未见类同的报道。

(3)1982 年,创造了联合应用平板透析器与空心纤维管透析器进行血液透析的新方法,解决了平板透析器脱水不足和空心纤维管透析器排毒不足的缺点,提高了人工肾血液透析技术的疗效。

（常　青　何金军）

# 第二章　廖润泉名老中医的基本学术思想概论

廖润泉教授在长期从事中西医结合临床、教学和科研工作中,坚持贯彻"古为今用,洋为中用,推陈致新"的精神,吸取各家之长,中医、西医互补,结合临床实践具体应用。在多年的诊疗工作中,其特别重视辨病与辨证相结合、宏观辨证与微观辨证相结合,既发挥了中医、西医各自的优势,又注重了二者的有机配合,从而在对外科急腹症、肝胆系统疾病、泌尿系统疾病、男性生殖系统疾病的诊治上,积累了丰富的临床经验,形成了其独特的中西医结合治疗手段。

## 一、中医学是中华民族传统文化的伟大宝库,应当继承和发扬

传统中医学根源于中华繁荣昌盛的传统文化,是中华民族几千年来与疾病作斗争的经验总结,具有丰富的理论内涵及确切的临床疗效,是伟大的医学宝库,应当继承和发扬,取其精华,去其糟粕,努力挖掘并加以提升,充分发挥其特长,使之更好地为人民健康服务。

几千年来,中医外科已形成了一套相对完善的理论体系,具有丰富独特的科学内涵,通过不断的发展和创新,已能解决某些目前西医外科不能解决或疗效较差的疾患问题。而继承和发扬中医不应是简单的复归,应以历史唯物主义为指导,吸取其科学的、合理的精华,抛弃其谬误,克服其局限,要在系统学习、全面掌握的基础上进行研究整理,去伪存真,去芜存菁,实现高层次的继承。要敢于对传统认识不合理的部分进行否定与推陈致新,以促进和保持中医的进步和活力。

继承的目的是创新,继承是创新的基础,故脱离了创新的继承最终将会被抛弃。因此,在继承学习中必须用心去发现旧事物的突破口,发现新事物的生长点,有超越,有创造,走出对历史成就的挖掘或弘扬就是振兴中医的误区,唯有如此,才能不断适应时代的需求,才能更好地指导临床实践,才能保持中医蓬勃的生机。

## 二、传统中医学必须走现代化的道路

传统中医学由于受历史条件等各种因素的限制,未能充分利用现代科学的成就(包括现代医学成就)及分析方法,从而使其明显带有某种程度的模糊性和思辨性,其理论体系也难以突破长期形成的相对独立的理论框架。因此,中医学传统理论在无限的历史长河中以宏观模糊的整体观念为核心形成了相对的循环,反而限制了其发展,未能更好地发挥其应有的作用。另外,由于缺乏实验科学的依据,在规范化、数据化等方面还不完善,难以与世界医学接轨,影响了国际学术交流,影响了中医学走向世界为全人类服务和完善自身现代化的过程。故未来的中医学应是在深入继承的基础上,充分应用现代科学技术成就、现代科学研究方法(包括现代医学诊疗手段和医学统计学方法等),广泛地切合现代科技而有更多的创新,与世界科学对话、接轨,建立中医学的人体科学,促进中医学现代化。中医学现代化应是把自己的学术理念、底蕴和当代的科技精华相结合,以承古启今,追求创新,超越传统,从而适应新世纪人们在卫生保健方面对中医的需求。

任何传统学术或技术,都有其饱和点或边际效应,中医学也不例外。在科学高度发展的今天,中医学如何将现代科学技术纳入自身的理论体系,在中医学基本理论指导下去认识现代科学技术,是现代中医学发展的关键问题。而借助现代科学技术拓宽自己的视野,认识现代科学技术和方法观察到的生理病理现象,一方面从运用现代科学技术证实中医学的科学性,另一方面从中医传统理论认识现代科学技术观察到的生理病理现象,并将这两方面有机地结合,则应当是现代中医学发展的重要途径,同时也是实现中医学现代化的杠杆。故中医学应主动吸收现代研究成果,丰富与提高自身,其中包括对现代医学研究成果的引进与利用,以实现对新理论的拓宽。

## 三、中西医结合是继承和发扬中医学的正确途径和必由之路

中西医结合,即用现代科学包括现代医学知识和方法,与中医学中的理论精华和临床经验相结合,创新出一种不仅是二者相加的医药科学或技术,还是取二者之长,优势互补的医疗模式。这是在我国既有中医又有西医的特殊历史和现实条件下产生的;是在当代大科学趋势下,相邻学科相互渗透、相互促进、相互补充和融合

的必然结果。

中西医结合是我国卫生事业的一大特点,是继承和发扬中医学、丰富现代医学的重要途径之一。中医学和西方现代医学均为人类与疾病作斗争的经验结晶,各具特色,各有其长处和不足,取两医之长,补两医之短,定能更好地为人类服务。两医基本理论和临床诊疗方法虽不尽相同,但目的都只有一个,那就是把病治好,实为"殊途同归",完全能够互相应用,从而取得更佳的疗效。因此,从发展趋势看,中医、西医两种理论体系有可能融合;从中医和西医研究对象的统一性来说,中西医结合形成一种新的医学体系也是医学科学发展的必然趋势。

中西医结合工作在我国已经开展60多年。60多年来,中西医结合在基础理论和临床实践上的研究取得了举世瞩目的成绩;显示出中西医结合是我国医学的一大优势;显示出中西医结合不仅可发挥中医、西医两方面的优势,提高临床疗效,提高防治疾病、保护和增进人民健康的能力,而且通过中西医结合研究,可带来知识创新,创造新观点、新学说、新概念、新理论和新方法、新技术等,并逐步创造和发展我国统一的新医学;证明了中医、西医不但可以互补、可以结合,而且必须结合和必然结合,这是不以人们的主观意志为转移的客观规律。

## 四、辨证论治是中医学理论最具特色和最富有生命力的内容

中医学理论的特色主要有二:整体观念和辨证论治。辨证论治是中医学区别于现代医学及其他传统医学的一大特色,是对人体疾病("证")的一种宏观的综合分析,是临床中处方用药的根本依据,是中医学理论最具特色和最富有生命力的内容。"证"是中医辨证的基础,也是中医学的精华所在。但"证"与"病"的含义不同,二者的关系是总体与局部、共性与个性、纲与目的关系。"证"绝大部分仍为某一疾病或数种不同疾病的共有临床表现,简言之,即与现代医学的"综合征"近似,是患者临床症状和体征的相对组合,大都是表面现象,与疾病的本质有所不同。揭示疾病本质,才能科学地解释临床表现,才能把握正确的诊疗方向,所以应当把"辨证论治"发展为辨病与辨证论治相结合的论治,即"辨病为基础的辨证论治"。

辨病与辨证相结合有助于揭示病变本质,判断病情轻重与转归,同时二者还能互补。由于中医的"辨病"是建立在经验的基础上的,几乎完全是以临床表现为依据,而不同的疾病有相同临床表现的又多,为此中医"辨病"就不可避免地显得粗糙和笼统,侧重宏观,缺于微观,指导临床治疗的针对性也就比较差。相比之下,西

医的"辨病"是建立在现代自然科学发展的基础上的,是以病因学、病理学、病理生理学、解剖学等为基础,以实验室检查为依据的,其辨病就比较细致、深入、具体,特异性比较强,指导治疗上针对性也就显得较强。因此,把辨病与辨证有机地结合起来,既重视整体与宏观,又注意局部与微观,对进一步提高临床诊疗水平具有关键性作用,是目前现代中医临床的基本思路和方法。

# 第一节　辨证与辨病有机结合

辨证论治与辨病论治,是中医学的核心内涵,也是整个辨治过程中确立治则和方法、处方用药的主要依据,为中医学精华之所在,沿用数千年,为中华民族的繁衍昌盛做出了巨大贡献。从中医学发展的角度,辨病论治还早于辨证论治。不论是中医还是西医,人类对于疾病的认识都是逐步深入的。随着现代医学技术的发展,辨证论治的缺陷日渐显露,与辨病论治相结合的必要性愈加迫切。尤其是西医辨病,对了解疾病的病因、病机,把握疾病的治疗原则具有重要的意义,更显得深入、客观。为更好地理解廖润泉教授在临床上的辨证与辨病有机结合的学术思想,本节将从辨证论治和辨病论治的概念、主要内容及特点等方面进行阐述。

## 一、辨证论治的概念及主要内容

### (一)概　念

辨证论治系通过四诊、八纲、脏腑、病因、病机等中医基础理论,对患者所表现的具体症状、体征,或不同的病理阶段、病证类型,进行综合分析,以确立诊断(或通过诊视后获得诊断印象),并在治疗方面予以立法、处方,务求切中病机,合乎理法。

辨证论治是理、法、方、药运用于临床的全过程,是医者遵循的诊疗规范,一直为中医医师所高度重视。张仲景《伤寒杂病论》可称是"辨证论治"奠基之作,其辨治思路方法,为后世医者树立了规范,提供了准绳,其指导意义和实用价值为历代医家所公认。廖润泉教授认为辨证论治作为中医诊疗疾病的一大特色,无论在理论上,还是临床上,都具有十分重要的意义。临床诊治疾病的过程,就是理、法、方药具体运用的过程。

## （二）主要内容

中医学辨证论治大概有以下几种：八纲辨证、气血津液辨证、脏腑辨证、六经辨证、卫气营血辨证、三焦辨证、经络辨证。廖润泉教授在临床上常以八纲辨证、气血津液辨证、脏腑辨证、三焦辨证、经络辨证为主。

### 1. 八纲辨证

八纲辨证是最基本的辨证方法。八纲是辨证的总纲，包括阴、阳、表、里、寒、热、虚、实。八纲辨证就是运用八纲通过四诊所掌握的各种临床资料进行分析综合，以辨别病变的部位、性质、邪正盛衰及病证类别等情况，从而归纳为表证、里证、寒证、热证、虚证、实证、阴证、阳证。比如淋证，首先要分清淋证的性质，是虚还是实，是外邪侵犯所致还是脏腑本身病变引起。

阴和阳是八纲的总纲。具有抑制、沉静、衰退、晦暗等表现的里证、寒证、虚证一般归属为阴证，比如面色㿠白或暗淡，精神萎靡，倦怠乏力，畏寒肢冷，气短声低，口淡不渴，小便清长，大便稀溏，舌淡胖嫩，苔白，脉象沉迟无力。而兴奋、躁动、亢进、明亮等表现，多为体内热邪壅盛或脏腑阳气偏亢，一般归属阳证，诸如面红目赤，烦躁不安，发热，口渴喜冷饮，声高气粗，大便秘结，小便短赤，舌红苔黄，脉象洪数有力。

表和里用以概括病证表现部位的深浅和病势的轻重。表证病情较轻，多表现为皮肤等表浅的症状，如皮色红肿；里证病情较重，多表现为脏腑等严重的症状，如腹胀疼痛。

寒和热是指疾病的性质。寒证大多是人体的生理机能衰退或对有害因素的适应性反应能力低下的表现，如畏寒喜暖，小便清长；热证大多是对有害因素反应能力旺盛的表现，如发热、烦躁，尿色赤黄。

虚和实是人体与致病因素相互斗争状态的反映。虚证表现为正气（指一般物理机能和防御机能）不足，是全身机能或某种重要脏器功能衰弱的表现；实证是邪气有余（病症多表现急剧、显著），为机体与有害因素剧烈斗争的反映。

廖润泉教授认为八纲辨证应以阴阳为总纲，其余六纲则分属于阴阳，临证中，八纲病证可互相兼见、相互转化。了解八纲的这些特点，在临床上可更好地对疾病进行辨证论治和及时地辨别疾病的转归。

## 2.气血津液辨证

气血津液是脏腑正常生理活动的产物,受脏腑支配,同时它们又是人体生命活动的物质基础。一旦气血津液发生病变,它不仅会影响脏腑的功能,亦会影响人体的生命活动。反之,脏腑发生病变,必然也会影响气血津液的变化。气血津液辨证可分为气病辨证(气虚、气陷、气滞、气逆)、血病辨证(血虚、血瘀和血热)和津液辨证(水液代谢障碍、津液耗损)。廖润泉教授认为在泌尿外科中,气虚、气滞、血虚、血瘀及水液代谢障碍者居多,而以气血津液辨证的方法进行论治,在临证中可获得较好的疗效。

## 3.脏腑辨证

脏腑辨证是临床最常用的辨证方法,是辨证的基础,是结合八纲辨证、气血津液辨证等其他辨证方法,对疾病的症状、体征及有关的病情资料进行分析归纳,从而确定病变的脏腑部位、性质等,并据此做出正确的治疗方案。脏腑辨证大致可以分为单独脏病、单独腑病、脏腑兼病。廖润泉教授认为临证中脏腑辨证不应是简单的叠加,要四诊合参,才能做出正确的判断。

## 4.六经辨证

六经辨证是分别从邪正斗争关系、病变部位、病势进退缓急等方面阐述外感病各阶段的病变特点,并且用以指导治疗的一种辨证方法。在临床上,对于生殖系统疾病的辨证,廖润泉教授常以此作为辨证方法来指导处方用药,如子痈湿热下注者以清肝经湿热之龙胆泻肝汤加减治之。

## 5.卫气营血辨证

卫气营血辨证是外感热病常用的一种辨证方法,是六经辨证的发展,它代表病证深浅的四个不同层次或阶段,用以说明某些温病发展过程中的病情轻重、病变部位、各阶段病理变化和疾病的变化规律。这就是中医常说的"卫之后方言气,营之后方言血"的道理。温病的发展,一般是按卫、气、营、血这四个阶段传变的。病在卫分或气分为病浅,病在营分或血分则为病深。"卫"主一身之表,是温病的初期阶段。虽由于季节和气候的不同,卫分病的表现可不一样,但都有其共同的主要证候,如风温、暑温、湿温、秋燥等的表证,都有发热恶寒、苔白、口微渴或不渴、咳嗽、脉浮或濡数等证候。气分病的出现多晚于卫分病,表现为高热、皮肤出血,出现与某个传染病相对应的特异性病变。营分病是温病气分病继续发展的表现,这一期的变化更为严重,可能出现内脏出血、严重的精神症状。血分病是温病的危重阶段,其病变的主要表现为不可逆的神志不清,心、肺、肝、肾等多种脏器的损害则更为严重,人体反应性和抵抗力明显减弱。因此,根据外科感染性疾病起病急、发展快、变化多的特点,廖润泉教授认为卫气营血是人体正常组织和功能的一部分,患温病时,卫、气、营、血可先后发生相应的病理改变,且有一定的变化规律,其概括温病四个不同阶段的证候,阐释了温病发展过程中病位的深浅、病情的轻重、病势的进退,并为治疗提供依据。所以,温热病多按卫气营血来进行辨证论治。同时廖润泉教授也认为卫气营血辨证在生理上的含义是不相同的,它指的是温病由表及里、由轻至重的四个分期,也提示了人患疾病时病理与生理错综复杂的关系,类似于现代临床病理生理学分期诊断方法。

### 6. 三焦辨证

三焦辨证为吴鞠通所创,是温病辨证的方法之一。三焦辨证在阐述上焦、中焦、下焦三焦所属脏腑病理变化及其证候的基础上,同时也说明了温病初、中、末三个不同的阶段。三焦辨证认为:温病一般始于上焦肺,然后传入中焦脾胃,终于下焦肝肾。

### 7. 经络辨证

经络辨证是以经络学说为理论依据,对患者所反映的症状、体征进行分析综合,以判断病属何经、何脏、何腑,并进而确定发病原因、病变性质及其病机的一种辨证方法。经络分布周身,运行全身气血,联络脏腑肢节,沟通上下内外,使人体各部相互协调,共同完成各种生理活动。当人体患病时,经络又是病邪传递的途径。外邪从皮毛、口鼻侵入人体,首先导致经络之气失调,进而内传脏腑。反之,如果脏腑发生病变时,同样也循经络反映于体表,在体表经络循行的部位,特别是经气聚集的腧穴之处,出现各种异常反应,如麻木、酸胀、疼痛,对冷热等刺激的敏感度异常,或皮肤色泽改变等。这样,便可辨别病变所在的经络、脏腑。如肝胆病,《素问·脏气法时论》"肝病者,两胁下痛引少腹",就是由于肝经循行于胁肋、少腹。因此,对此类疾病的辨证,廖润泉教授多采用经络辨证,如慢性胆囊炎、前列腺疾病等。又如冲脉、任脉、督脉的病症常与人的先天、后天真气有关,并常反映为生殖功能的异常,如调理冲任以治疗不育不孕,温养督任以治疗生殖机能衰退等。

### (三)辨证论治的缺陷

廖润泉教授认为辨证论治虽然是中医学的核心,但随着社会的发展、科学技术的不断进步,其在当今临床工作中存在一定的缺陷,因此在临床诊治疾病的过程中,能正确认识其不足,才能更好地、充分地发挥其作用。

#### 1.临床存在无症可辨者

随着现代医学科学的长足发展,日益敏锐的实验室检查及影像学诊断发现了大量仅仅依靠中医传统四诊无法发现的疾病,尤其是缺少主诉,甚至可以完全没有任何自觉症状的一类疾病。这些疾病是隐匿的、亚临床型的,只是在献血、体检或其他偶然的情况下才被发现。对这部分患者,由于无"症"可辨,所以无法做到传统意义上的辨证论治。

#### 2.辨证所需的信息量不足

部分患者的临床表现仅为一两处不适,症少而轻、时有时无、似有似无,不足以构成辨证所需最低限度的信息量,因此难以做到完整而准确的辨证论治。

#### 3.证的归纳可能出现偏差

患者虽有种种症状,但是其中部分症状有可能并不是基于某疾患的本质反应,而是基于其他并发症,这样便不能完全排除会诱导临床医生辨证论治发生偏差的可能性。

#### 4.症状描述因人而异

患者的主诉,常有很大的随意性及个体差异,并受患者表达能力的影响。因而建立在辨证基础上的治疗方案也将或多或少受到干扰。

#### 5.缺乏客观统一的标准

中医证型具有模糊、笼统的缺点,迄今并无统一的、权威的、定量或定性的规范化标准,这就导致在一定程度上受到医师个人经验及主观的影响,难以掌握。2002年版的《中药新药临床研究指导原则(试行)》虽然对79种疾病的中医证型诊断标准做出了较详细的规定,但这些诊断标准是建立在对中医证型的传统认识之上而不是建立在临床流行病学调查的基础上,这使其科学性、可靠性大为降低。另外,该指导原则对所列79种疾病以外的中医证型诊断标准仍然处于缺如的状态。可见,由于中医证型缺乏标准化、客观化、规范化,尤其使得在进行中医临床研究及中药新药临床研究时会遇到许多困难,不可避免地影响到临床研究的质量。

### 6. 缺少病种特异性

证的同一性掩盖了病的差异性。例如,脾虚证可分别见于慢性胃炎、消化性溃疡、上消化道出血、胃下垂、肠易激综合征、吸收不良综合征、血小板减少性紫癜、再生障碍性贫血等,这使"异病同治"的临床研究或中药新药研究面临重重困难。事实上,对于同一证型的中医治疗方案也缺少专属性,造成证与治之间的对应关系存在某种程度的不确定性。例如,同样是肾虚证,在哮喘时用金匮肾气丸、七味都气丸、参蛤散加减;在泄泻时用四神丸;在头痛时用大补元煎;在眩晕时用左归丸、右归丸;在腰痛时用青娥丸;在遗精时用金锁固精丸、水陆二仙丹;在阳痿时用五子衍宗丸、赞育丹;在耳鸣耳聋时用耳聋左慈丸;在痿证时用虎潜丸等。虽然治疗这些肾虚证的药物有一定的共性,但毕竟每个方剂有所不同。

### 7. "方随证立"缺乏对病的针对性

虽然构成中医证型的临床症状相同,但是引起症状的疾病常有不同。例如,胁肋胀痛一症,可见于急(慢)性肝炎、肝硬化、肝细胞癌、脂肪肝、肝脓肿、肝豆状核变性、胆囊炎、胆结石、胆道癌、胰腺炎、胰腺癌及肋间神经痛等多种疾病。在引起胁肋胀痛的病理机制方面也有诸种不同:肝脏肿大,致使肝脏包膜上的感觉神经受包膜的伸张刺激;肝实质及肝周围炎症刺激;门静脉系统血栓形成、血管痉挛和阻塞导致局部缺血;胆道黏膜炎症、胆道周围炎、胆道内结石或蛔虫嵌顿而引起胆管肌肉及括约肌的强烈收缩等。若按中医辨证为肝郁气滞证,在疏肝理气的治则下,统以"柴胡疏肝散"类方"异病同治",也许会由于缺乏针对性而难以奏效。

### 8. 症状改善与病理变化有时缺乏同步性

辨证论治是依证候类型确定治疗原则和用药,理论上讲应是有益于症状改善的。可是,按当今生物医学模式的观点来衡量,临床症状的改善并不完全意味着疾病的痊愈或好转,只可以认为是患者的"生存质量"有所提高。例如,慢性肝炎患者的临床症状表现为"肝郁脾虚证",经过中医治疗以后胁痛减轻、腹泻亦止,虽然肝郁脾虚证消失或好转了,但是如果患者的肝功能或肝脏组织病理学检查依旧不变甚至加重,那就不能说明是疾病的痊愈或好转。因此,如何恰如其分地评价某些症状减轻或消失的临床意义,尚值得商榷。

### 9. 四诊手段的局限性

中医辨证所需信息依靠传统的望、闻、问、切四诊手段获取,但是随着现代科学技术的进步,仅仅依赖四诊诊察疾病是不够的。有学者依胃镜观胃黏膜,辨寒热虚实;凭 CT 定位,断气血阴阳;借 X 线察脏腑,辨病态病势,进而提出现代化仪器检查是中医望诊的延伸。此外,中医的"证"是对疾病某个阶段的病因、病位及病理性质的概括,是动态变化的,这与西医病理变化规律并非一一对应,致使中医临床疗效机制时常解释不清。

### 10. 可能延误对病势及预后的判断

不加分析地一味强调辨证论治,认为只要患者有证可辨,就能因证施治,但有时还有一定的危害性。例如,对早期肿瘤,本来应不失时机地行外科手术治疗,若坚持内科辨证论治可能使时机拖延,而错过及时有效的治疗机会。

## 二、辨病论治的概念及特点

### 1. 病的概念

病就是人体的正常生理活动受到某种程度的破坏,表现出来的一系列非生理性反应,亦即在致病因素作用下,引起机体的阴阳偏盛偏衰,脏腑气血功能紊乱所致的机体反应。《金匮要略·脏腑经络先后病脉证》以脏腑经络气血的生理病理变化作为认识疾病的基础,指出"若五脏元真通畅,人即安和",强调了内因起主导作用的发病理论。疾病的发生原因,"千般疢难,不越三条","一者,经络受邪,入脏腑,为内所因也;二者,四肢九窍,血脉相传,壅塞不通,为外皮肤所中也;三者,房室、金刃、虫兽所伤"。对于疾病发生的本质,则是把内因、外因结合起来,着眼于致病因素和机体抗病能力相互作用所引起的机体反应上。把凡是具有共同的反应性(即发病过程和证候表现)归为一类,定一个统一的病名,从而形成了"病"的概念。

### 2.辨病论治的特点

辨病论治就是针对病因所固有的某些固有属性及其发展演变过程,选方用药,以调节机体反应性为主要手段,消除致病因素,扭转病变的不良发展趋势,达到治疗疾病的目的。它结合疾病发生的内因(精神、情志、饮食、劳倦)、外因(自然、气候、六淫)和其他因素的相互作用,引起机体不良反应,又根据不同的反应特点,归纳出某些共同的发展演变规律(病机)和特定的临床反应,归类连属,选方用药,达到治疗疾病、恢复机体阴阳平衡的目的。同一种病在不同的发展阶段所反映的证是不同的,而同一种证却又可能反映在多种疾病的某一时刻。

病与证是两个不同的概念,辨病与辨证同样是不能等同的。廖润泉教授在临床应用中将二者有机结合,形成"有病必有证,辨证方才识病;病为纲,证为目;证随体异,药随证变;病有主方、主法、主药,证有变方、变法、变药"的思想。除此之外,廖润泉教授认为现代中医医师在科技发展的今天,应充分运用现代医学设备进行辨病,在辨病的基础上进行辨证论治。

## 三、辨证论治与辨病论治的相互关系

廖润泉教授认为辨证论治与辨病论治是中医学的核心内涵。辨证论治与辨病论治有别。临床中,辨证论治中的"证"是对机体疾病发展过程中某阶段或某类型病机的概括。"病"是对某种疾病发展变化全过程的综合概括,而这种过程往往具有一定的独立性和比较规律的演变轨迹,且在其演化过程中又可表现为若干相应的证。如在肠痈的病变过程中,随病情的发展和转归,又可分为初期、成痈期、溃脓期3个阶段,不同阶段表现为不同的证。所谓辨病论治正是注重于病,注重于病的发展演变规律,但这种方法针对患者个体差异性不够;而证的确定考虑到患者年龄、性别、体质、饮食习惯、精神情志、气候、地域环境、新病宿疾、对治疗的反应等多种因素的影响,恰好弥补了辨病论治的不足。

总之,辨证论治与辨病论治二者既有严格区别,又有密切联系。廖润泉教授常嘱咐临床诊疗过程中必须处理好二者的关系,在分析症状的基础上认识疾病和辨证,治疗宜辨证论治与辨病论治相结合。这样既可把握疾病的发展规律,又可抓住个体差异等多种因素所导致的疾病过程中所表现的不同的证。

## 四、辨证论治与辨病论治有机结合

古今医家在其医疗实践中,往往自觉或不自觉地在重视辨证论治的同时,还寻找辨病论治,力求方药与病证(包括形成病证的病因、病机)的合拍。这在中医临床文献中大多有所载述。泛览古今医家的医案,可看到辨治疾病有如下几种情况:①以辨证论治为主;②以辨病论治为主;③辨证论治与辨病论治相结合。这反映了诊疗体系和治法方面有不同流派。须予说明的是,单纯的辨证论治或辨病论治,在临床上不占主流,因为辨证论治或辨病论治均不宜机械地予以理解。廖润泉教授认为中医诊治疾病,有别于西医诊治疾病,其有定法、活法之别,立方遣药有时完全遵循古今文献所记述的方药,但在多数情况下仍以某方为主或数方融合,并结合不同的症状以灵活加减,这种情况最为多见。这种思路和方法则是相当具体地体现了辨证论治与辨病论治相结合的临床特色。

廖润泉教授在临床上,对许多病症的治疗,习惯于采用以一方加减治疗的形式,如何根据病症所表现的各种不同兼证予以加减,灵活地应用于临床,反映了其辨病论治与辨证论治相结合的思想。

临床各科的教材较为多见者是先确立所治病症的名称。确立病症名称后,根据病因、证候的不同,予以分型论治。而分型论治亦可附加叙述其方剂应用的加减法。这样的分型未必切合病机,分型过繁,往往与临床实际不符,且难以掌握应用。因此,廖润泉教授认为在临证时,应当在审因、辨证的基础上,主动地采用辨证论治与辨病论治相结合的思路和方法。

在临床中,何时以辨证论治为主,何时又可酌情以辨病论治为主,廖润泉教授认为,诊治不同的病症时,贵在恰当灵活,择善而从。有时一种病的治疗全过程,可以反映出早期是以辨病论治为主,治疗后期更偏重于辨证论治。临证诊疗时,必须对此有所认识,有所分析,并予酌定治则和方药。

古代所谓"辨病",其"病"所指均为古代病名,而今天的病名,有中医诊断名和西医诊断名之不同。而今的"辨病"含义,应包括西医病名,并以此为主。有时两种或几种不同的西医病名,联系于中医学可能属于同一中医病名。因此,中医"辨病论治"宜将西医诊断一并予以考虑,并斟酌治法、选方、用药。廖润泉教授认为,在中西医并存、共同发展的今天,在临床诊疗工作中,应高度重视辨证论治与辨病论治的紧密结合,并以科学的态度对待中医、西医两种不同的医疗体系,提高疾病的疗效,提倡广泛采用中西医结合的治疗方法。

## 五、辨证论治与辨病论治相结合的必要性

### 1. 有利于扩大中医治疗疾病的范畴

西医检查确实有病,而患者无症状或仅有轻微症状,中医辨证论治颇感棘手。这时借助现代医学检测手段和中药药理研究成果,并参考中医基本理论进行诊治,可使许多缺乏临床主诉的亚临床型、隐匿性的疾病得到及时、准确的中医治疗。这是继承和发扬中医学的需要,亦是中医学顺应历史变化、与时俱进、保持可持续发展的必要。

### 2. 有利于明确中医治疗的适应证,把握治疗的难易度

有些疾病适合中医治疗,有些疾病却未必适合。例如黄疸,通过辨明其性质和原因,可以明确哪些是可以用中医内科治疗的,哪些是可以用西医外科治疗的,哪些是可以用中西医结合的方法去治疗的,哪些是可以不必治疗的,哪些是容易治疗的,哪些是难以治疗的,等等,做到心中有数,以避免出现盲目治疗。

### 3. 有利于增强治疗的针对性以提高临床疗效

对于一些症状类似而致病机制不同的患者,通过辨病论治可加强治疗的针对性;同时,针对某个病理环节处方用药,有助于提高临床疗效。辨证论治有助于证候的改善,辨病论治有助于病理学指标的改善,辨证论治与辨病论治相结合,不仅可满足传统中医"证"的改善,而且可满足现代医学"病"的本质的改善,其疗效评估体系既包括了症状与体征,还包括了实验室检查、影像学检查、组织病理学检查等。所以,同时追求"病""证"的治疗效果显然优于只追求其中一种的治疗效果。

### 4. 有利于中医临床研究

病证结合,以病统证,不仅使"诊断标准""纳入标准""剔除标准"变得可行,可以弥补中医证型缺乏标准化、规范化、客观化的不足,而且便于确定"安全性指标""疗效性指标"和"疗效机制性指标",便于设立对照组,便于减少偏倚和重复,使研究尽可能地在可以控制的条件下进行。

### 5. 有利于进一步发展辨证论治的学术思想

辨证论治的学术思想的精髓就在于最大限度地追求疗效,但是在缺乏经验的情况下,辨证论治往往难以达到预期的疗效。结合采用辨病论治可以期待进一步提高疗效,从而完善与发展辨证论治。例如,在辨证论治的基础上,对部分慢性前列腺炎患者结合运用一些具有清热解毒、活血化瘀作用的中药,有助于消除炎症。

### 6. 有利于实现中医学现代化

辨证论治与辨病论治相结合,有利于中医学及时汲取现代医学的成果,有利于推动中医学的现代化和科学化。

总之,廖润泉教授的辨证论治与辨病论治相结合的思想是在探求病机的基础上,在不违背基本矛盾的前提下,找出并解决主要矛盾;从解决基本矛盾入手,兼顾主要矛盾。以辨病论治为经,使治疗具有系统性、稳定性和一贯性;以辨证论治为纬,使治疗具有阶段性、灵活性和针对性。辨病论治有方有守,辨证论治随机应变。在复杂多样的症状、体征中,找出其内在的规律,抓住能反映病因、病机的主要症状去辨病,则可以执简驭繁。在中医学的辨证论治思维过程中,以证作为目标点是对的,但只考虑证的异同,即只考虑疾病的阶段性和类型性,不考虑病的全过程,确实是有失偏颇的,在临床操作中也是较难施行的。因为,疾病的整个过程,包括发病原因、病变规律、转归预后等都没有搞清楚,对疾病还没有一个总体的认识,要想认识疾病的每一阶段或某一类型的病变本质,必定是困难的,辨证论治的准确率也必定不会高。

廖润泉教授认为要发扬中医学辨证论治的诊治特色,提高中医的临床诊治水平,提高辨证论治的准确率,必须走辨病论治与辨证论治相结合的诊治思路。通过辨病论治思维来确诊疾病,对某一病的病因、病变规律和转归预后有一个总体的认识;再通过辨证论治思维,根据该病当时的临床表现和检查结果来辨析该病目前处于病变的哪一阶段或是哪一类型,从而确立当时该病的"证候",然后根据"证候"来确定治则治法和处方遣药。即通常所说的"先辨病,再辨证","以辨病为先,以辨证为主"的临床诊治原则。

可充分运用现代医学仪器或设备检测到的有关疾病的微观数据,融入中医学辨证论治的材料之中,使得辨证论治更加细致、深入、准确。也就是说,在辨病论治后的辨证论治过程中,在辨析疾病临床表现(症状和体征)以确定证候的同时,也应充分考虑在辨病论治过程中所检测到的微观数据,包括各种化验结果,X线检查、B超检查等结果,以及病理检查结果等。实际上,这些检查结果,有的对辨证论治有帮助,有的对辨证论治则无意义。因为中医学是依据患者的临床表现,而不是以各种化验检查结果来辨析和确立证候的。这是由中医学自身理论体系的特点所决定的,也反映了中医学与现代医学思维方法的不同。将各种检查结果作为症状和体征的延伸融入中医学辨证论治的材料之中,使其能够反映疾病的阶段性本质或某一类型的本质,即证候的实质,仍是目前中医学辨证论治思维研究的重要课题。

### 六、中医辨病论治与辨证论治相结合的指导原则

中医辨证论治与辨病论治相结合诊疗疾病思维模式是临床研究的基本方法。辨病论治与辨证论治都是以患者的临床表现为依据的,区别在于:一为确诊疾病,把握全局;一为确立证候,对证处理。如两者有机结合,能使医师对疾病的诊治既有原则性,又有灵活性;既充分发挥了二者各自的诊疗优势,减轻药物的不良反应,提高临床疗效,缩短病程,又能更好地体现出中医特色诊疗方式。

中医辨病论治与辨证论治相结合的模式是在某些中医辨病病名清楚的前提下所进行的辨证,它的侧重点不但注重辨识中医的病,更注重辨识中医的证候。如患者出现腹痛、里急后重、解黏液脓血便,中医即可诊断为痢疾。按照其发病当时的症状概括出为某证,根据证型组方配药进行治疗,效果一般较好。但这种模式也有其弊端,当遇到中医辨病的病名不确切时,只能以证代病,辨证治疗,以求投石问路,再在治疗过程中摸索总结病名。

因此,对于那些西医诊断清楚、指标客观而中医诊断尚不明了的疾病,可采用引入西医辨病,运用现代科技检测手段来诊断病情,揭示疾病的本质,阐明病因、病机与病位并估计预后,再与中医辨证论治相结合,这是目前临床正被广泛应用的模式。它有利于进一步明确具体病位、病理和转归等,洞悉疾病的性质,使治疗的针对性更强。例如:胃脘痛,包括西医的急(慢)性胃炎、溃疡病、胆囊炎、胰腺炎、肿瘤、功能性消化不良等多种疾病,而慢性胃炎中又分有慢性浅表性胃炎、慢性萎缩性胃炎、特殊类型的胃炎等,不同疾病病理变化不同,治法悬殊,转归有别。所以在辨证论治过程中,了解掌握西医的辨病,有利于了解掌握疾病的转归与预后,中医医师应该借鉴。可是如果过分机械地在西医辨病的病名下硬划分几种证型来遣方

治疗,既发挥不了西医辨病的优势,也不能突出中医辨证论治的特色,对临床疗效提高意义不大。

在具体临床诊治过程中应灵活运用"舍病从证"与"舍证从病"的方法。某些情况下,患者虽已罹病,但会出现"无证"可辨或"无病"能明确诊断。因而,常有"无病从证"或"无证从病"的诊疗现象。这时需要进行综合分析,抓住疾病的主要方面,处理好病与证的关系。舍病从证:如急性肺炎患者,按中医辨证多属肺热咳喘证,采用抗感染治疗后胸痛、咳喘多可缓解,肺部啰音消失,白细胞计数下降,但有的患者体温可持续不退,舌红,苔少,脉细数,换用抗生素效果也不理想,而用中医辨证则属热邪久羁,耗伤气阴,施以滋阴清热益气之剂,多获良效。舍证从病:对于症状已不明显、无证可辨时可依照西医的指标来检测病情以继续治疗,如急性尿路感染,出现高热、尿频、尿急、尿痛等,尿脓细胞(＋＋＋),采用清热利湿通淋之剂治疗后病情缓解,症状已不明显,但尿常规检查仍有脓尿、菌尿,此时辨证湿热蕴结阳性证候已不明确,若放弃清热利湿通淋治疗,必然导致复发或转为慢性,而此时应舍证从病继续进行清热利湿治疗,以祛除病邪。在收集辨证论治素材的过程中引入现代科学,特别是运用现代医学的先进技术,发挥它们擅于在较深层次上微观地认识机体的结构、代谢和功能的特点,能更完整、更准确、更本质地阐明"证"的物质基础。简而言之,就是使用微观指标来认识与辨别病症。在辨证论治中要充分运用现代声学、光学、影像学等技术,如胃镜等先进设备,使辨证论治更客观、更精细,让中医客观的整体辨证体系中掺进现代微观检测的新内容,使古老的中医焕发新的生命力。临床治疗中要做到宏观与微观相结合,在宏观原则下发展微观,在微观基础上丰富宏观。它们的优点在于可以应用传统和现代科学的定性及定量指标加强对疾病和症状的认识,促进辨证论治的规范化和标准化。形成中医诊断后,通过观察病情进展、诊断性的治疗等来验证诊断,并在病症发展变化的过程中反复更正或补充诊断,不断深入对病症本质的认识,同时也提高了中医医师诊断与辨证论治的思维能力,进而更客观全面地评价临床医学和研究结果。

综上所述,中医辨病论治与辨证论治是不同的诊断疾病的方法,彼此相互联系、相互补充。辨病论治有助于辨证论治,能让医师从整体、宏观上把握疾病的病位、病势及发展变化;辨证论治则可为辨病论治提供分析、认识疾病病理、生理演变规律及治疗用药的导向与基础。然而当前存在的中医辨病论治病名不明确、不规范的现象,西医辨病的引入也只是暂时缓解中医辨病论治面临的严峻形势,它不可能代替中医辨病论治。西医辨病应当是中医病证结合基础上的一种补充和发展。

要想从根本上消除该现象,还需对中医理论、诊治手段进行革新,规范中医辨病论治与辨证论治的病名、证型。事实上,在许多现代中医临床研究中,已经广泛地引用了现代医学的科研成果;而近半个世纪以来,大量的医疗实践为中医学新体系的确立积累了宝贵的经验,其中成绩显著、发展较快的亦是辨病论治与辨证论治相结合。相信辨病论治与辨证论治相结合可以互相补充、日臻完善,以弥补辨证论治方法的不足。这也是发展、创新中医学最富生命力的举措。

# 第二节　标本缓急,病治异同

## 一、标本缓急

标本缓急是针对疾病的各种不同的病证来讲的,中医经常用标和本来说明病证的各种矛盾,它讲求的是在治疗的过程中要抓住并解决主要矛盾。

标本,是一个相对的概念。"标",一般指疾病的次要矛盾和病证的次要方面;"本",一般指疾病的主要矛盾和病证的主要方面。临床上,标本是用以说明各种疾病过程中矛盾的主次、先后、轻重、缓急关系的。如从正邪关系来说,正气为本,邪气为标;从病因症状关系来说,病因为本,症状为标;从病变部位来说,内脏为本,体表为标;从发病的先后来说,先病为本,后病为标;从病的内外因来讲,内因为本,外因为标;等等。疾病的发生、发展是复杂的,病情也是不断变化的,以前的标可能会转化成现在的本,现在的本可能会转化成以后的标。因此,廖润泉教授认为中医在治疗疾病过程中对于标和本的治疗,应区别主次和缓急,根据不同的情况、疾病不同的阶段采取不同的措施。只有这样,才能在治疗中正确区分先后缓急,抓住主要矛盾。现结合标本缓急治疗三原则对廖润泉教授的学术思想分述如下。

### 1. 急则治其标

是在标证甚急,危及患者生命或影响本病治疗时采用的一种急救法则。一些标证特别紧急的情况,如大出血、剧痛和高热等,需要先治标,如果不当机立断可能会威胁患者生命,等到这些标证得到治疗之后,再治本也不迟。如急腹症的患者,在危重阶段,出现面色苍白、四肢厥冷、血压下降等休克症状时,中医认为是热厥亡阳之证,回阳救逆是当务之急,清热解毒则退居其次;肾结石伴肾绞痛时,止痛为当务之急,通淋排石则退居其次,这些都是急则治其标的具体运用。

### 2. 缓则治其本

多用于慢性患者,适用于一般标证不急的病证,要求抓住疾病的本质来治疗,先治疗病证的主要原因和主要方面,把病证的根本解除,标证就会自然得到治愈;或者把本证治疗之后,标证的治疗也会变得比较容易。治疗时采用除去病因、扶助正气等法,从根本上祛除疾病,病本已除则标证自愈。如慢性前列腺炎患者,常见少腹坠胀、会阴部常感疼痛不适,尿频尿急,滴沥不尽,小便色黄,遇寒和劳累后加剧等是标,一般在标证不太急时,不应把治疗重点放在疼痛解除上,而应活血化瘀,补肾固本,提高机体抗病能力,促使前列腺炎症的吸收。

### 3. 标本兼治

首先适用于在标本俱急的情况,由于病情严重,也就是病证的主要方面和次要方面同样严重的情况下,不允许单独治标或治本者;其次适用于标本都不严重,病情允许采取标本同治,而且可以提高疗效,缩短疗程者。前者如原患肾炎又复外感风寒,既有全身浮肿、不得卧、腰痛、小便不利,又有恶寒无汗、胸痛咳喘等症状。其病本为肾虚水泛,病标是风寒束肺,治疗时应解表宣肺与温阳化水同用。后者如患者素有气虚,又患感冒,治疗时应解表与益气同用,方能收效。标本兼治是一种比较全面的治疗方式,不会因为治标而忽略治本,也不会因为治本而忽略治标。

## 二、病治异同

廖润泉教授认为辨证论治是中医学的基本特点之一,反映了中医学在诊治疾病方面区别于其他医学的特点。辨证的过程也是认识疾病的过程,即将望、闻、问、切四诊所收集的材料进行综合分析,然后归纳判断为某种性质的证的思维过程。论治的过程是处理疾病的思维过程,即根据辨出的证,确定相应的治疗原则和方法,并进一步确定相应的药物方剂或穴位配伍。辨证是论治的前提和先决条件,论治是对辨证正确与否的检验。若患者经相应治疗后,病情有所好转,说明辨出的证基本上是正确的;若患者经治疗后病情未见好转,或有加重,则说明辨出的证可能存在问题,就必须将辨出的证进行修正。中医学辨证论治的过程,在某种程度上就是对证的辨析和修正的过程。

由于证是疾病过程中某一阶段或某一类型的病理概括,具有时空性,故一种病可能有多种证,一种证也可能存在于多种疾病中。因此,廖润泉教授在临证辨证思维中,非常强调同病异治和异病同治。

(1)同病异治,是指同一种病,由于发病的时间、地域不同,或所处的疾病的阶段不同,或患者的体质有异,反映出的证不同,因而治疗也就有异。如前列腺增生,在不同的疾病阶段有不同的证,因患者的体质不同也有不同的证;慢性前列腺炎患者,可因其病因病机和患者体质的不同而表现出不同的证。证不同,治疗自然有异。

(2)异病同治,是指几种不同的疾病在其发展变化过程中,出现了大致相同的病机、大致相同的证,故可用大致相同的治法和方药来治疗。廖润泉教授认为中医治病的法则,不是着眼于病的异同,而是着眼于病机的区别。异病可以同治,既不决定于病因,也不决定于症状,关键在于辨识不同疾病有无共同的病机,病机相同才可采用相同的治法。如遗尿、胃下垂、肾下垂等不同的病变,在其发展变化过程中,可能出现大致相同的中气下陷的病机及大致相同的证,故皆可用补益中气法来治疗。

中医学的证是一个变量,影响它的因素较多,完全相同的证在理论上是不存在的,在临床上也是见不到的。中医学所说的"异病同治",实际上是说不同的病出现了大致相同的证。廖润泉教授在中医学的辨证思维过程中,不仅以证作为目标点,考虑证的异同(即只考虑疾病的阶段性和类型性),还强调要考虑病的全过程(包括发病原因、病变规律、转归预后等)。其原因就是只有对疾病进行总体的认识,才能认识疾病的每一阶段或某一类型的病变本质,才能提高辨证准确率。同时,廖润泉教授在临床应用中,强调在西医辨病的基础上进行中医辨证,这样可避免漏诊、误诊。如血淋者,应排除泌尿系统恶性肿瘤的存在。

## 第三节  久病必虚,扶正祛邪

正确掌握和科学运用中医的治则,是中医治疗疾病的关键。人之所以得病,实质是正气和邪气较量的结果。正气足邪不可干,而邪之所凑正气必虚。如果病久了,邪气必然会进一步损伤正气,而至"必虚"。另一方面,邪最终在体内会形成瘀,从而对人体脏腑功能造成一系列的不良影响。初起会使脏腑功能紊乱和下降,严重时会破坏某些脏腑和器官,形成器质性病变。不论损伤程度的轻重,都会降低、影响其正常的功能及发挥,就会产生过低、不足,形成虚。

廖润泉教授认为在临床上,虚的发生大致有:先天或后天不足,长期营养不足或不均衡,摄入的营养少而消耗大;失血,失液,消耗性疾病;自然衰老而出现的虚弱;由瘀而致虚等。临证辨证,应明确造成虚的原因,而后再来确定补法。在临证时强调补法是峻补还是缓补,从而达到补而不滞的目的。

"扶正祛邪"是中医重要的临床治疗方法,也是廖润泉教授的重要学术思想。

邪正的盛衰变化,对于疾病的发生、发展及其变化和转归,都有重要的影响。疾病的发生与发展是正气与邪气斗争的过程。正气充沛,则人体有抗病能力,疾病就会减少或不发生;若正气不足,疾病就会发生和发展。因此,治疗的关键就是要改变正邪双方力量的对比,扶助正气,祛除邪气,使疾病向痊愈的方向转化。

扶正:就是使用扶正的药物或其他方法,以增强体质,提高抗病能力,达到战胜疾病、恢复健康的目的。扶正适用于正气虚为主的疾病,是《黄帝内经》"虚则补之"的运用。临床上根据不同的病情,有益气、养血、滋阴、壮阳等不同方法。

祛邪:就是祛除体内的邪气,达到邪去正复的目的。祛邪适用于以邪气为主的疾病,是《黄帝内经》"实则泻之"的运用。临床上根据不同的病情,有发表、攻下、清解、消导等不同方法。

扶正和祛邪是相辅相成的两个方面,扶正是为了祛邪,通过增强正气的方法,驱邪外出,从而恢复健康,即所谓"正盛邪自祛"。祛邪是为了扶正,消除致病因素的损害而达到保护正气、恢复健康的目的。廖润泉教授强调在运用扶正祛邪的治则时,要认真仔细分析正邪力量的对比情况,分清主次,决定扶正或祛邪,或决定扶正祛邪的先后顺序。一般情况下,扶正用于虚证,祛邪用于实证。若属虚实错杂证,则应扶正祛邪并用,但这种兼顾并不是扶正与祛邪各半,乃要分清虚实的主次缓急,以决定扶正祛邪的主次、先后。总之,应以"扶正不致留邪,祛邪不致伤正"为度。具体情况如下:

(1)扶正:适用于以正虚为主,而邪不盛实的虚证。如气虚证、阳虚证,宜采取补气、壮阳法治疗;阴虚、血虚证,宜采取滋阴、养血法治疗。

(2)祛邪:适用于以邪实为主,而正未虚衰的实证。临床上常用的汗、吐、下、清热、利湿、消导、行气、活血等法,都是在这一原则指导下,根据邪气的不同情况制定的。

(3)先攻后补:即先祛邪后扶正,适用于虽然邪盛正虚,但正气尚可耐攻,而以邪气盛为主。

总而言之,凡是邪气是疾病的主要矛盾时,就适用祛邪。如对肿瘤包块,应采取促进软化、帮助消散、解毒抗癌的方法。凡是正气虚弱是疾病的主要矛盾时,就适用扶正。比如气虚、血虚、阴虚、阳虚等证,应用滋补强壮性的药物,或者加强营养、进行体育锻炼等。廖润泉教授在临床应用中强调使用补益药必须有针对性,气虚补气,血虚补血,阴虚补阴,阳虚补阳。如人参常用来补气,当归常用来补血,地黄常用来补阴,鹿茸常用来补阳。

除扶正祛邪外,廖润泉教授在临床中还强调治未病、早治防变、治病求本、调整阴阳、调理脏腑、调理气血等中医治疗原则。

治未病,是中医防病于未然的思想,是指在疾病尚未发生时,能提前预测到疾病的发展趋势,并采取相应的防治方法,以杜绝或减少疾病的发生。

早治防变,是针对疾病发病时间所采取的紧急措施,以使疾病在轻浅时就能够得到有效的遏制,而不再向严重方向发展。强调对于疾病的正确态度应该是早发现、早诊断、早治疗。

治病求本和扶正祛邪,是中医治疗疾病中具有特色性的法则,也是中医被人们广泛接受的最具学科长处的表现。本,通常是指机体的正气,也指疾病发生、发展过程中表现出的主要矛盾;标,是致病的邪气,或疾病发生、发展过程中表现出的次要矛盾。治病的目的就是要达到机体正气的强盛并为达到这一目的而去做不懈的努力。具体操作上,不管是先标后本使邪去正回、先本后标使正气牢固,还是标本兼治使正邪各得其所,始终围绕的都是固本逐邪这一主题。

调整阴阳、调理气血和调理脏腑,是中医治病中的基本手段,实际上都是调节机体出现的偏盛偏衰倾向,使其恢复至相对平衡状态的原则。就调整阴阳而论,其具体运用包括通过泻的方法损有余、通过补的方法益不足和通过攻补兼施的方法损余补益等。

## 第四节　重视脾胃，慎用苦寒

　　脾为后天之本，气血生化之源。人出生后，所有的生命活动都有赖于后天脾胃摄入的营养物质。若脾胃功能不好，则营养不良，机体抵抗力下降。因此，在临床治疗中，廖润泉教授特别重视脾胃的调理，而慎用苦寒伤胃气之药，如大黄、黄芩、冰片、黄连等。

　　与现代医学解剖学不同，就生理和病理而言，中医所讲的脾胃包括了整个消化系统，远远超出解剖学意义上的脾和胃的范畴。脾与胃，一阴一阳，互为表里，脾与胃共同参与饮食的消化吸收。《素问·灵兰秘典论》曰："脾胃者，仓廪之官，五味出焉。"将脾胃的受纳运化功能比作仓廪，可以摄入食物，并输出精微营养物质以供全身之用。人以水谷为本，胃主受纳水谷，脾主运化精微营养物质，可见脾胃在人体中占有极为重要的位置。食物进入胃以后，由胃进行磨化腐熟，初步消化食物，将其变成食糜，然后由脾进行消化、吸收，化生为精微营养物质。而要完成上述功能，脾与胃的正常生理功能应相互协调，才能正常发挥。脾的运化有赖于胃阳的推动，胃的受纳有赖于脾阴的资助，两者相辅相成，才能完成受纳、运化过程。脾为阴土，喜燥恶湿；胃为阳土，喜润恶燥。脾恶湿故多湿证，胃恶燥故多燥证，所以临床常见脾虚湿困、胃阴不足者。胃主降浊，食物入胃，经胃的腐熟后，必须下行进入小肠，才能进一步消化吸收，故胃以降为和；脾主升清，脾气上升，水谷精微才能输布到全身发挥其营养功能，故脾以升为顺。脾与胃居于中焦，是升降的枢纽，其升降影响着各脏腑的阴阳升降，因此脾胃健运，脏腑才能和顺协调，元气才能充沛。所以，在调理机体时尤其要注意调理脾胃气机。所以《慎斋遗书》有言："脾胃一伤，四脏皆无生气。"

　　脾运化水谷精微功能旺盛，则机体的消化吸收功能才能健全，才能为化生精、气、血、津液提供足够原料，才能使脏腑、经络、四肢百骸，以及筋肉、皮、毛等组织得到充分的营养。反之，若脾运化水谷精微功能减退，则机体的消化吸收机能亦因此而失常。

　　而在男科临证中，廖润泉教授认为应慎用黄柏与知母。因为去火中药知母、黄柏会克伐元气，后患严重。从西医理论说，入肾经的去火中药，会影响人体的下丘脑－垂体－性腺轴的功能,从而影响人的性欲,可能会引起性功能障碍。

## 第五节　六腑之病,以通为用

　　廖润泉教授认为中医学中"六腑以通为用"的理论,对于脏腑病证的治疗具有重要的指导作用。腑,泻而不藏,若瘀积,滞而不畅,疾自生之。若泻其瘀积,活其阻滞,以通为用,自然事有畅达,疾自有愈。腑以通为用,故临床上都以疏通腑的功能、调畅腑的气机为根本。如胰腺炎和阑尾炎,都是用大黄为主药,活血泻下,使其疏通为关键。

　　中医之六腑,即胆、胃、小肠、大肠、膀胱、三焦的总称。腑,即府也。《说文解字》曰:"府,文书藏也。"府,即库府,是藏货或谷物之处。六腑与五脏相比,多形态中空,功能以受纳腐熟水谷,传化精微,排泄糟粕为主。《素问·五脏别论》曰:"六腑者,传化物而不藏,故实而不能满也。所以然者,水谷入口,则胃实而肠虚,食下则肠实而胃虚。"《灵枢·本脏》曰:"六腑者,所以化水谷而行津液者也。"指出六腑能传化饮食水谷,使精微转输入五脏,将糟粕排出体外,而不使之贮留,故称六腑"实而不满""泻而不藏"。因此,正常情况下,六腑须保持畅通,以有利于饮食水谷的及时下传及糟粕的按时排泄。故曰:"六腑以通为用""六腑以通为补"。正如《临证指南医案》所说:"脏宜藏,腑宜通,脏腑之体用各殊也。"若六腑不通,则致饮食停滞,糟粕不泻,气机不畅,而见腹胀疼痛,二便不通等。如食积胃脘,则脘胀疼痛、纳呆不饥、恶心呕吐;胆腑不通,则胁胀疼痛、纳呆食少;大肠传导不利,则大便秘结、腹胀疼痛;膀胱闭阻,则尿少尿闭、小腹胀痛;三焦气滞,气化不利,则水肿胀满、小便不利。尽管六腑以通为主,六腑不通则为病,但若六腑通之太过,亦可引起各种病证。如大肠传导太过,则见大便稀溏、便意频频;若膀胱通之太过,则见尿频、遗尿,或小便失禁等。因此,六腑当藏泻有度,太过或不及皆可引起相应病证。

　　临床上,廖润泉教授对于六腑病证,多用通利祛邪之法治之。在临床应用中,亦应注意六腑病证有虚证,如膀胱虚寒证等,因此不可拘泥于"六腑以通为用"的理论。对于六腑的虚证,廖润泉教授强调应当注重辨证求因、审因论治,勿犯虚虚实实之戒。

## 第六节　中西医文化对比认识

　　廖润泉教授系全国首批"西学中"成员之一,具备了中西医两套理论知识,从事中医临床工作40多年,对中西医文化有较深的认识。其在临床工作中取两医之长,充分发挥中医统合、博大的理论,并将其运用于临床实践中,同时,亦充分运用现代医学理论对疾病的认识和科学技术设备在临床中的应用,对疾病进行客观、准确的诊断和治疗。廖润泉教授认为西医背后的哲学是科目细分论、机械还原论、实证论(医学的临床验证)。西医之所以能够突飞猛进地发展,重点是借助了现代科学的声、光、电方面的成果,并广泛用于诊断、检测、治疗、手术、护理、康复。而中医的哲学理论优点在于博大,但不精深、不明确,很多事情模糊笼统。中西医各有强项,西医长于诊断、防疫、手术与治疗,中医擅长对付亚健康和慢性病。在临床治疗中,在治疗的范围方面中医与西医有很强的互补性。其次,临床实践证明,西医辨病,从结构入手,针对特异性病因的治疗,与中医辨证,从功能入手,疗效要优于单纯的西医或中医。再次,西药中用,中药西用,以及中药与西药的合理配合使用,也能提高疗效。中药与西药的合理配合,第一要符合西医辨病和中医辨证,第二要注意二者之间的相互影响,第三要注意二者的化学结构、功用及中药药性。配伍时既要考虑其协同、拮抗化学反应的禁忌,又要考虑君臣佐使的配合及中药的"七情"关系,从而使中药与西药的合用达到最优化。

## 第七节　疾病与心理

　　中医理论极为重视心理因素在疾病发生、发展、治疗、康复与预防中的作用,不仅强调了生理现象与心理现象是不可分割的统一体,而且还指出了人的生理活动和心理活动的相互作用,以及病理活动与心理活动的相互影响。《素问·调经论》指出:"心藏神,肺藏气,肝藏血,脾藏肉,肾藏志,而此成形",而形盛则神旺,形衰则神衰。此外,《素问·阴阳应象大论》还将情志因素作为病因加以认识,指出"怒伤肝,悲胜怒""喜伤心,恐胜喜""思伤脾,怒胜思",认识到情志既能致病也能治病,从而形成了朴素的形神合一、身心统一的疾病观和治疗观。

## 一、疾病与心理致病因素

情志是导致疾病的主要因素之一。正常情志是脏腑阴阳气血功能活动的反映,而脏腑阴阳气血功能活动是情志活动变化产生的物质基础。脏腑阴阳气血功能活动正常,情志活动也相应正常,人体健康。反之,脏腑阴阳气血功能活动失常,则情志活动亦会失常,可发生疾病。情志与疾病具备双向作用,即情志异常可导致疾病,疾病也会表现出异常情志。

### 1. 情志因素直接导致疾病

在疾病发生方面,情志不但是一种临床表现,同时也是一种不可忽视的致病因素。情志活动不仅可以反映内脏功能活动的变化,而且不同情志活动变化还可以直接作用于其所属内脏,使内脏功能活动出现失常。正如《灵枢·百病始生》所述:"喜怒不节则伤脏,脏伤则病。"《素问·阴阳应象大论》"怒伤肝""喜伤心""思伤脾""忧伤肺""恐伤肾"这既意味着情志变化是重要的致病因素,也说明了情志的异常是临床诊断和辨证中的重要依据。

### 2. 情志因素作为诱发因素导致疾病

作为诱发因素,其可引动潜留在体内尚未引起病证的邪气,如瘀血、湿气等而致病。《灵枢》有"故邪留而未发,因而志有所恶,及有所慕。血气内乱,两气相搏"为病的记载。

### 3. 情志致病的条件

主要取决于情志刺激的性质、强度、持续时间和个体反应的差异。不同的情志刺激,其致病性并不相同。一般来说,喜悦较少致病,而惊恐致病最速,愤怒致病较重,忧思致病较缓慢。就"七情"致病的条件来看,怒、恐、惊、喜以刺激量过大为主而致病;忧、悲以刺激时间过长而致病为多见;思则多以刺激量和刺激时间并重。情志作用时间连续持久,或反复多次,也能导致疾病,诸如久悲、久思、过忧等持续不良的心境,即可致病。个体对情志致病的易发性、耐受性、敏感性等,因个人的人格体质、意志勇怯、思想修养的差异及性别、年龄等而有很大差异。

除了情志因素直接致病以外,中医还认为,人是一个有机整体,人与自然界也是一个整体,各种社会因素、四时气候、劳倦、饮食、人体内的代谢产物均是导致情志变化的因素。人体若代谢失常,形成血瘀或痰湿,阻滞气机,也会出现情志异常。其他如生活在声音嘈杂的环境中,容易导致人们出现心烦易怒等情志变化等,都属于自然条件的影响。

现代医学将情绪活动分为愉快或积极的情绪和不愉快或消极的情绪两大类,后者可表现为愤怒、恐惧、焦虑、悲伤、痛苦等。这些消极情绪的产生,一方面是适应环境的一种必要反应,另一方面可促使人的心理活动失去平衡,导致神经活动的机能失调,对机体产生十分不利的影响。如果消极情绪经常反复出现,就会造成某些器官、系统的疾病。另外,某些疾病的发生还与人格因素或行为特征、社会因素等有一定的关系,而在身心疾病的发生和发病机理方面,社会因素是不可忽视的一个重要方面。

## 二、疾病与心理病理机制

系统全面地掌握心理病理机制,对于指导临床审证求因、确立治法和提高疗效均具有重要的实践意义。

情志致病的机理是多方面的:可直接伤神,导致神志异常,也可导致气机紊乱,或损伤脏腑,或致精血亏损。其基本病理在于气机失常,如气滞不行、气机紊乱等。《素问·疏五过论》说:"离绝菀结,忧恐喜怒,五脏空虚,血气离守。"情志致病具有两极倾向的特点,不同于六淫经口鼻或皮毛侵入人体。

### (一)气机失调

#### 1.喜

喜是心情愉快的表现。喜归心属火,为心志,"喜则气缓"。喜则意和气畅,营卫舒调,心的功能正常而健康无病。喜太过可致神气散耗,精气消耗太多,心气泄缓,血气涣散,不能上奉于心,神不守舍,则出现心悸、失眠、失神,精神情绪不稳定,周身软弱无力等。

由于脏腑气机的相互联系,大喜之后的心气虚弱,"则肾气乘矣"(《素问·玉机真脏论》),"肺,喜乐无极则伤魄"(《灵枢·本神》),说明喜乐过度亦可引发与肾、肺相关的其他疾病。

### 2. 怒

怒是指暴怒或怒气太盛。怒归肝属木,为肝志,"怒则气上"。怒可使肝气失于条达、疏泄,肝气上逆,甚至血随气逆,并走于上。气血上逆而出现面红耳赤,青筋怒张,毛发竖起,横眉张目,头痛,甚至眩仆厥倒。在出现眩晕头痛、心烦呕逆、血随气逆症状时,还可见吐血、衄血。

### 3. 忧

忧是指经历过某种不顺意的事情,沉浸在担忧愁郁的不良心境中,表现为忧愁、苦闷、焦虑和担心。忧归肺属金,为肺志,主气,"忧则气聚"。若是忧愁焦虑太过,闷闷不乐,则气滞郁结,全身脏腑皆受其累,导致咳、喘、呕吐、不寐、便秘、阳痿、癫痫等。

### 4. 思

思是指集中精神,运用智慧,考虑问题。思归脾属土,为脾志,"思则气结"。正常思虑可维持人的思维活动,也维护脾的正常功能。思虑过度,正气留而不行,故气结。临床上常表现出肝郁或兼脾虚的证候,如嗜睡、脘腹痞满、便溏、倦怠乏力、不思食、肋痛、胸膈烦闷、善太息等。

### 5. 悲

悲是指悲伤和哀痛。悲一般多归于肺属金,"悲则气消"。过度的悲哀,以致意志消沉,心神沮丧,肺气消耗,其主要表现为心境凄凉,无可奈何,垂头丧气,叹息不已,愁眉不展,面色惨淡,时泪涌而泣,少气不足以息,肢体麻木,肌肉、筋脉疼痛等。可引发肺结核和各种癌症。

### 6. 恐

恐是惧怕的意思,是一种精神极度紧张所引起的胆怯表现;也是在异常情况下的应激心理,常与惊同时产生,且事后可持续一段时间。恐归肾属水,为肾志,"恐则气下"。恐引起气机功能紊乱的机理,归纳而言,不外肾脏亏虚,气血不定,志欠神怯。恐惧过度,则消耗肾气,精气下陷不能上升,升降失调,因肾主二便、主生殖功能,肾气升降失调则可引发大小便失禁、遗精、滑泄等。同时,还可能引发癫痫、痉厥、癫狂等更为严重的疾病。

### 7. 惊

惊是指突然遇到事变,精神上骤然紧张的表现。突然受惊,以致心无所依,神无所附,虑无所定,慌乱失措,其气乱矣,是谓"惊则气乱"。惊与恐虽然都是人精神极度紧张的情志表现,但又有所区别。惊为自不知,从外入而为阳,是骤临危险,突遇怪异,不知所措;恐为自知,从内而出为阴,大多不是急骤产生,即惊急而恐缓。气乱之后,由于气机功能紊乱,气血失调,导致人体其他脏腑受累,从而引发心悸、怔忡、失眠、惊厥等多种疾病。

情志变动所致的气机失常,既可直接致病,也往往可由气机失常而气郁化火;或气机紊乱,水液代谢失常,水湿内聚而生痰;或由气机郁结不畅导致气滞血瘀,从而出现一系列的实热证、痰湿证和血瘀证。

一般说来,怒、惊、忧、思所引起的"气上""气乱""气聚""气结",多致郁结化火、气滞血瘀、痰热蕴结;而恐、喜、悲所引起的"气下""气缓""气消",易致气虚血阻、精气亏损等。

从男科疾病的发生来说,尤其与七情中的怒、恐、思三者的关系最为密切。怒为肝志,过怒则伤肝,肝气抑郁,疏泄失职,可致性欲低下,射精不畅,甚或阳事不举,不能射精;气郁肝经,肝血瘀滞,气滞血瘀,可致睾丸坠痛,阴茎结疽。恐为肾志,大惊卒恐则伤肾,肾气亏虚,精关不固,可致阳事不举,精时自下。思为脾志,思虑过度则伤脾,脾虚不运,气血乏源,无以充养肾气,肾气亏虚,天癸不足,生殖之精不能正常产生,可致精少不育;脾气亏虚,气血虚少,无以充养宗筋,宗筋弛缓不收,可致阳痿;脾气亏虚,统血无权,血溢脉外,可致血尿、血精。

### (二) 损伤脏腑

各种不同的情志变化可直接损伤脏腑,使脏腑功能失常,且具有一定的规律,以伤本脏和所胜之脏为主,亦能损伤其他脏腑,临证应灵活掌握运用。此即为"怒伤肝,肝属木,怒则气并于肝而脾土受邪;木太过,则肝亦自病。喜伤心,心属火,喜则气并于心而肺金受邪;火太过,则心亦自病。悲伤肺,肺属金,悲则气并于肺而肝木受邪;金太过,则肺亦自病。恐伤肾,肾属水,恐则气并于肾而心火受邪;水太过,则肾亦自病。思伤脾,脾属土,思则气并于脾而肾水受邪;土太过,则脾亦自病。"

### (三)精血亏损

剧烈的情志变动,可以直接或间接地导致精血亏损。过喜则使血气涣散;忧愁太过可耗气伤阴;大惊卒恐可使精气内损;思虑伤脾,使脾之运化失职,则精血生化之源不旺;暴怒则血随气逆,还可见呕血、衄血,而致阴血耗损。故《灵枢·本神》指出:"怵惕思虑者则伤神,神伤则恐惧流淫而不止。因悲哀动中者,竭绝而失生。"由情志刺激以致精血亏损而致的常见病症有腰酸腿软、阳痿、遗精、早泄等。

### (四)神志异常

各种异常情绪活动,均可影响心神活动,甚至出现各种神情病变,同时,由于心神为五脏六腑之主,故神志异常通过影响心神活动,进而可影响其他脏腑的气机,以致产生更为复杂的病变,故《灵枢·口问》说:"故悲哀愁忧则心动,心动则五脏六腑皆摇。"

综上所述,情志致病机理主要有导致气机失调、直接损伤脏腑、导致精血亏损、导致神志异常四个方面。在发病过程中,这些方面经常是互相联系、互相影响的,往往很难截然分开。如直接损伤脏腑,往往是通过使各脏腑气机失调而引起的,反之脏腑功能的失常,则更进一步加重各种气机的失调。同样,脏腑功能失常和气机失调,进而可导致精血亏损和神志异常,反之,精血亏损和神志异常也可加剧脏腑功能失常和气机失调。但因情志刺激的性质、量、作用时间及个体差异等不同,以上4种病机的主次及先后不同。但一般来说,气机失调是较普遍存在的,它始终存在于其他病机之中,只是有时(多数情况)气机失调的矛盾处于主导地位,有时(少数情况)处于次要地位。而神志异常,往往是脏腑功能失常、气机失调、精血亏损等进一步发展导致的。当然,有时因情志刺激过于强烈或个体的敏感性,亦可直接引起神志异常,然后加重脏腑损伤、气机失调、精血亏损,形成恶性循环。因此,临床上发生神志异常的人,常是4种病机并存且互相影响,以致治疗时也较复杂。

现代医学认为,心理活动是通过中枢神经系统、神经内分泌系统和免疫系统相互影响,使精神因素转变为生理病理因素,最终导致疾病发生。因此,这三者被认为在心理社会因素导致疾病中起着中介作用。

### 三、疾病与心理诊断要点

#### (一)整体恒动观是诊断的指导思想

中医学认为,人体是一个有机的整体。人体内部的任何局部病变都可以影响全身,全身的病变可以呈现在某个局部,躯体内部的可以牵连及外,躯体外部的也可以传变入里,情志刺激可以影响脏腑功能,脏腑病变也可以造成情志活动的改变。对于心理因素所致疾病而言,应根据中医形神合一、身心统一的观点,在辨证过程中,明确患者情志所伤的病因,情志所伤与起病的联系,以及情志所伤与病情波动的关系,分析出患者因情志所伤究竟伤及何脏何腑,导致脏腑功能紊乱、气血失调、气机紊乱的症结所在。除此之外,必须从人是一个统一的整体,且与自然、社会有关的整体恒动观出发,考虑到患者的外环境和体质因素、心理精神因素等诸多方面。即通过不同的手段和方法,结合患者居住地风土人情、季节、气候特点,以及患者年龄、性别、职业、经历、体质、心理状况等,分析致病成因、性质和发展趋势,从动态上掌握疾病和患者,对每个患者做具体分析,把握住每个患者对疾病的不同反应,判断出疾病的本质所在。《素问·阴阳应象大论》说:"以我知彼,以表知里,以观过与不及之理,见微得过,用之不殆。"中医诊病中的整体恒动观思想主要从以下几个方面体现出来。

##### 1. 司外揣内

《灵枢·论疾诊尺》说:"从外知内。"由于"有诸内者,必形诸外",所以视其外部现象有可能测知内在的变动情况。

##### 2. 见微知著

"见微知著",意指通过微小的变化,可以测知整体的情况,即机体的某些局部包含着整体的生理病理信息。

##### 3. 知常达变

《素问·玉机真脏论》说:"五色脉变,揆度奇恒,道在于一。""道"和"一"是物质世界运动变化的一般规律。要认识客观事物,必须通过观察比较,知常达变,在认识正常的基础上,发现太过、不及的异常变化,从而认识事物的性质及变动程度。

健康与疾病,正常与异常,不同的色泽,脉搏的虚、实、细、洪都是相对的,在诊断疾病时,一定要注意从正常中发现异常,从对比中找出差别,并进而认识疾病的本质。

**(二)四诊合参**

四诊即指望、闻、问、切4种基本诊断方法。

**1. 望　诊**

"望而知之谓之神"。望诊是直观印象的产生,为诊病的第一步。望诊的主要内容是望神、色、形、态几个方面。望诊的原则是"得神者昌,失神者亡",这是《黄帝内经》反复强调的基本原则。诊断就是判断"失神"的性质与程度,治疗的目的就是使之恢复。总之,望诊心法中,辨"有神"与"失神"贯穿于各个环节中。

**2. 闻　诊**

"闻而知之谓之圣"。闻诊包括耳识和鼻识两部分内容。在闻诊中除了嗅二便、痰饮等物所发出的味道外,主要的还是通过患者所发出的声音,来推断疾病的性质、部位及程度。声音所反映出来的心理状况是直接而明显的,如谵语、狂言、独语、睡中呢喃、错语、夺气等。

**3. 问　诊**

"问而知之谓之工"。问诊有十分丰富而广阔的内容,尤其是对致病心理因素的发掘,许多疾病的诊断只有凭借问诊才可以得知。即便是一般的疾病,对其情志精神、居处睡眠、职业嗜好等方面的情况也应注意其中的心理因素。

问诊在临床上涉及的问题很广泛,许多疾病在实际诊断中,往往以问诊作为主要的诊断依据。

**4. 切　诊**

"切而知之谓之巧"。切诊包括切脉和触诊,主要是切脉。人的情感、情绪对脉象有一定影响,故脉象对心理病机的分析和疾病预后判断方面都有一定的意义。孙思邈在《千金翼方》中指出:"人乐而脉实,人苦而脉虚,性急而脉缓,性缓而脉躁……此皆为逆,逆则难治。"即是根据情志的苦乐、性子的缓急与脉象的关系来判断疾病的逆顺。

### (三)强调情志所伤是诊断的关键

疾病种类及证型繁多,其诊断要点亦不尽相同。然而,疾病与心理因素的必然关系决定了情志所伤是诊断疾病的关键。鉴于此,按照中医理论,情志所伤可由外因引起,亦可发自体内;人的情志活动乃是以五脏精气为物质基础,与内脏有着密切关系。因此,在诊断疾病的辨证过程中,辨情感与思维的异常表现十分重要。

## 四、疾病与心理治疗原则

心理治疗的效果是不容置疑的,是医学科学不可缺少的一个重要手段。从历史来看,东西方各民族都历经过以心理治疗为主,针药治疗为辅的历史时期。尽管以后发展为以针药治疗为主,但是心理治疗仍未丧失其辅助治疗的作用。所以,有人将心理治疗与药物治疗、物理治疗、外科治疗并称为当代的四大治疗方法。

### (一)辨证论治是治疗疾病的基本法则

辨证论治是中医学的精髓,它强调因人、因时、因地制宜,在这三因制宜中因人制宜是问题的中心。每个个体都有着自己的心身发展过程,既有先天禀赋的影响,也有后天调理的情况,这形成了个体的不同特点,所以辨证论治的实质是因人论治。它立足于所处环境,重视对致病因素的个体反应而进行病机的分析、证候的识别及选择适当的治疗方法,整体地施行治疗。随着中西医结合和中医现代化的进展,又产生了西医辨病、中医辨证,提出了疾病微观辨证和分型辨证的方法。

中医对心理治疗的重要意义有较为深刻的认识。整体观念强调形神一体、心身统一,故诊治疾病的重点应着眼于整体的调理,有时甚至将心理治疗强调到第一位。《素问·宝命全形论》说:"一曰治神,二曰知养身,三曰知毒药为真,四曰制砭石大小,五曰知脏腑血气之诊。"对由心理因素引起的疾病尤应如此。

### (二)对立统一平衡观是治疗疾病的核心

主要包括整体治疗思想、辨证治疗思想、动态治疗思想、调平治疗思想。其中,调平治疗思想又是核心。事实上,中医治疗疾病常用的心理治疗、导引吐纳、音乐疗法及针灸、方药等各种治疗方法和手段,在认识论和方法论上,都是将患者视为一个整体,从动态的观点出发,通过抑盛扶衰、扶正祛邪,从而使机体达到"阴平阳秘",重新处于一种动态平衡之中。"阴平阳秘,精神乃治"的健康状态实质上是一种动态平衡,而这一健康状态的恢复依靠的乃是中医的调平治疗思想和对立统一平衡观的指导。因此,在对立统一平衡观指导下的调平治疗思想乃是中医治疗疾病的核心。

中医治疗心理疾病常用的特色疗法主要有:意疗(包括情志疗法、语言开导疗法、移情易性疗法、暗示解惑疗法等)、行为疗法、情境疗法、激情疗法、导引吐纳疗法等。在此不做赘述。

### (三)东西方心理治疗的比较

西方社会历来强调个人的独立能力,现在依然如此。20 世纪初期,弗洛伊德和其他学者创立了精神分析法,成为人们了解具有生物学冲动的个体的心理过程及他们与社会约束和道德观念所做斗争的框架。从某种程度上说,所有的现代西方心理治疗方法,包括认知、行为和人际关系疗法,都是从精神分析法发展而来的。而东方文化强调个体在一个家庭和大的社会群体中的成员作用,因此针对心理过程的理解和干预建立了不同的体系。然而,由于西方对东方哲学和文化的了解不断加深,现已开始出现新的治疗前景。

## 五、疾病与心理的预防调护

疾病与心理的预防调护强调了在整体观念的基础上突出人与自然界的关系、形与神的关系、情志与神气的关系等。

### (一)保持人与环境的统一性

人类的心理与行为是其在与生活环境的相互作用过程中,经过长期历史发展形成的。它必然受到社会结构、社会类型及其变动的影响,并随之发生变化。

### 1. 人与自然环境的协调

人与自然环境的协调关系,中医称为"天人相应""天人合一"等。天人相应,就是指人体的阴阳与自然界的阴阳相呼应,自然界的阴阳时刻影响着人体,人体的阴阳必须适应自然界,才能保证心理、生理健康。人的养生,也必须适应自然,不但要适应气候变化,注意生活起居,还要调养神气,只有这样才能却病长寿。

### 2. 人与社会环境的协调

人既有自然属性,又有社会属性。人类生活于自然界,其生命活动必然受到自然环境和社会环境的影响。人是社会的组成部分,人能影响社会,社会环境的变动也时刻影响着人。其中,社会的进步,社会的定与乱,以及人的社会地位变化,对人体的影响更大。有效的社会行为不仅有赖于个体对社会刺激与事件的准确认知,而且还依赖于个人对各种社会角色的准确把握。

### (二)保持神气动与静的统一性

中医养生非常重视精神的调摄,避免不良的精神刺激,以达到人体形与神的协调、神气动与静的统一。《素问·上古天真论》指出:"恬惔虚无,真气从之,精神内守,病安从来。是以志闲而少欲,心安而不惧,形劳而不倦,气从以顺,各从其欲,皆得所愿。"因此,应当做到意志安闲而少有欲望,内心安定而不被外物所惊扰,形体劳作而不感觉到疲倦。只有这样,正气才能调和顺畅,每个人都会顺从自己的欲望,满足自己的心愿。如果人不能驾驭自己的神气,神气躁动而浮越,进而使精气耗损,脏腑功能失调,就会发生各种疾病。

静养心神,应以适度为常、滥用则伤、不用则废为原则,并注意保证营养,进行适当的体育锻炼,注意睡眠等。

### (三)保持神气与情志的统一性

神气与情志是相互作用、不可分割的。情志活动以脏腑功能为基础,是人的精神意识对外界事物的反映。只有神气正常才能接受外在事物对人体的作用,而形成相应的情志变化;只有心胸豁达,心情愉快,才能保证精神意识、思维活动的正常进行。

在现代心理学中,情志活动属于情绪的范畴。情绪是人对客观事物是否符合或满足自己的需要而产生的一种体验。必须善于培养健全的情绪,学会情绪调节。其意义在于:①发挥情绪的功效,即促进情绪对个人身心健康、全面发展的良好影响,避免其不良影响。②获得情绪的均衡,使个人兼有愉快与不愉快的情绪体验,因为各种情绪均有其功能,但愉快情绪体验应多于后者。③促进情绪的成熟,即维持个人情绪稳定。

# 第八节　临证思路

廖润泉教授在临床诊治疾病中,具有独特的中医整体和西医分体思维方式。现就外科急腹症、肝胆结石疾病、泌尿男科生殖系统疾病等的诊治思路总结概括如下。

## 一、强调整体观念,注重辨证论治

中医整体观念和辨证论治,即使在现代科学技术发达的今天,仍然具备其独特性,是区别于现代医学及其他传统医学的一大特色。在临证中,如何从整体去认识疾病,对确定治疗的基本原则(即辨证论治)甚为重要。外科疾病大多数起病急、病情重、变化快,多以实热证为主,治疗中以"祛邪"为基本原则,方药多应用清热、攻下较甚之品。而清热与攻下药物性多寒凉,多燥,易伤脾胃,也易伤津。廖润泉教授认为,在应用时应适当辅以健胃、养阴药物,祛邪而不忘扶正,并根据病情来决定应用的主次及先后。如只重视祛邪,而不注意固护正气,攻伐过甚,必伤正气,不仅不利于疾病恢复,甚至还会加重疾病的发生与发展。如急性胰腺炎,为六腑之病,六腑之病以通为用,不通则痛。重症胰腺炎多为脾胃实热,热盛、气郁、血瘀、邪结和厥逆,清热解毒、通里攻下、活血化瘀是本病的基本治则。对急性期的患者,应以清热解毒、通里攻下为主,以通为先。临证处方大都重用大黄、芒硝等通里攻下之品。在攻下的同时,廖润泉教授又特别注意攻下所致大量阴液丧失而造成的水、电解质与酸碱平衡失调,结合现代医学实验室检查结果,及时补充水和电解质,纠正酸碱失衡,克服攻下带来的不良反应。而对后期的患者,则以活血化瘀为主。活血化瘀可以促进后期炎症吸收,增强抗感染力度,缩短抗生素应用时间;反过来克服了长期使用抗生素引起的抗药性、菌群失调和二重感染等棘手问题。体现了一种中医与西医整体配合的独特治疗方法。

又如肝胆结石疾病,临床上主要表现出食欲减退,少气懒言,面色㿠白,睡眠差,大便干结或泄泻,舌胖大(青壮年)或萎缩(老年体弱者),有齿痕,苔黄腻或光剥无苔,脉弦细的脾胃虚弱症状或类消化不良症状,在治疗时不仅要利胆排石,还要健脾理气,以恢复全身情况。廖润泉教授常用六君子汤加减,在调理脾胃的基础上,待病情转稳再续利胆排石之法。

临床上,廖润泉教授还应用现代医疗设备来丰富和完善中医学的整体观念和辨证论治思想。如尿石症,治疗多以清热利水、通淋排石为法,而对结石本身的情况和其梗阻造成的器官损害未有足够的认识,在治疗上带有一定的盲目性。对此,廖润泉教授根据中医学的基本特点,结合现代医学设备检查,如 B 超、X 线摄影或静脉尿路造影结果,从整体出发,综合分析判断结石大小、形状、部位、是否形成嵌顿及肾功能情况等,从而选择有效的治疗方法。如果只求"清热利水、通淋排石",而忽略结石本身的情况和其所造成的肾脏损害,不但不能使结石排出,反而还会促进结石的嵌顿,加重积水、感染等,进一步加重肾功能损害。

## 二、辨病辨证,明确诊断,加强治疗的针对性

中医和西医虽属两种不同医学理论体系,对疾病的认识有许多差异,但这些差异不应成为二者相互结合运用的鸿沟,而应相互借鉴,相互学习,把中医的宏观综合与西医的微观分析相结合,在辨病论治的基础上辨证论治。

廖润泉教授根据外科疾病的病理生理特点,特别强调辨病论治基础上的辨证论治,参考各种检查结果,综合分析病情,明确诊断,对疾病采取中医和西医的双重诊断,不仅提高了疾病的诊断水平,而且还帮助确定了治疗的基本原则。例如急性腹膜炎是外科急诊科常见的疾病,其分为原发性和继发性,临床上患者均以腹痛就诊,如果诊断不清,仅满足于腹痛的诊断,则在治疗上就有很大的盲目性。其中引起继发性腹膜炎的病因又各有不同,因此,临床上明确诊断疾病直接关系到疾病的治疗和愈后。

《归砚录》说:"盖病有见证,有变证,有转证,必灼见其初终转变,胸有成竹,而后施之以方。"可见辨病论治对辨证论治具有指导意义。故在辨病论治的基础上进行辨证论治,在临证时才能全局在握。然而,中医的"辨病"与西医的"辨病"有明显的差别,前者显得粗糙和笼统,侧重宏观,缺于微观,指导临床治疗的针对性也就比较差;而后者相比之下则显得比较细致、深入、具体,特异性比较强,指导治疗上针对性也就显得较强。廖润泉教授在临床上的"辨病",主要是在现代医学基础知识上,以临床症状、体征及实验室检查等为依据进行的。如对黄疸的辨识,通过临床表现和实验检查结果,综合分析,辨清肝前性、肝性和肝后性黄疸。相反,只讲

"辨病"而不讲"辨证",则不能抓住疾病不同阶段的不同病机进行论治。如慢性前列腺炎,病初多表现为下焦湿热证,论治多以清热利湿、活血化瘀为主,随着病情的发展,后期逐渐转化为肺肾气虚证,论治则应在调补全身肺肾气虚的基础上清利湿热、活血化瘀、软坚散结。故只有通过辨证才能抓住疾病不同阶段的主要矛盾,论治才有依据,处方用药才更有针对性。

辨病论治与辨证论治相结合是现代中医临床的基本思路与方法,宏观与微观并重则是提高中医诊疗水平的关键一环。中医在宏观上应用四诊、八纲能做出机体及疾病状态的辨证分析,而运用现代科学的客观检查等,从组织、细胞、分子及更深的层次上反映病理形态的微观变化,能加深对疾病本质的认识。同样以胆石症为例,其类消化不良症状,在临床上往往被误认为是胃病所致,如不结合现代医学检查(如 B 超)加以辨别,治疗虽可取得一定疗效,但也仅仅只是治标而不治本。所以,在临床中必须重视辨病、重视微观的不同,在此基础上进行辨证论治,方可取得好的疗效。

随着现代医疗设施和检查技术的发展,对疾病的诊断将变得更加明确和简捷,中医辨证论治思想并不排斥对疾病的明确诊断,相反,明确的诊断和对疾病病理演变过程的认识,将使辨证和用药更具针对性,同时更加有益于中医临床经验的总结和中医计量标准的逐步建立和完善。

### 三、把握基本治疗原则,中西药理互参运用

树立正确的思维方法,制订有效的治疗原则,是中西医结合治疗外科疾病的关键。中医与西医治疗孰轻孰重,不可一味追求。临床治疗中,应取中药、西药各自的药效优势,共同发挥最大的治疗作用,消除或降低不良反应,以取得最佳疗效。只有取长补短,中药、西药协同配合,才能更好地提高临床治愈率。

根据疾病确定治疗原则,而又依据疾病的某些特点选择一种或几种方法进行综合治疗,是廖润泉教授在临床上灵活运用治疗原则的体现。如对尿结石患者,根据中医、西医现有的治疗手段,治疗方法不外 4 种,即:排、溶、碎、取。排是指用中医或中西医结合"总攻"治疗方案,促进结石排出;溶是根据结石的化学成分,改变尿液环境,阻止结石的形成和溶解结石,达到防止结石形成和化石的目的;碎即碎石,包括体外和腔内两种,采用先进的现代医疗设备,如体外冲击波碎石机、气压弹道碎石机等,从体外或腔内击碎结石,使之易于排出;取主要是指采用开放手术方

法直接将结石取出体外。临床治疗中,廖润泉教授并未将4种治疗方法分开使用,而是根据B超、X线摄影或静脉尿路造影所获得的资料进行综合分析评判,对结石的大小、位置、表面光滑度(形状)、密度、是否造成肾功能损害及结石的化学成分等各方面的因素进行综合分析,选择一种主要的治疗方法,辅以其他的治疗方法。如在进行碎、取后,多辅以排和溶的治疗方法,来促进和加速碎石或残石的排出。

不论选择何种治疗,最终都要应用药物,而药物的功效、对证、减少不良反应则是廖润泉教授用药的准则,同时在此基础上充分发挥中医思想指导西医用药。如对尿石症选择中西医结合"排"的治疗。中药处方用八正散、石苇散、六一散合方加减以排石,对热甚者加栀子、黄柏;尿血者加茜草、大蓟、小蓟;痛甚者加延胡索。现代中药药理研究显示,通淋排石之品大多具有增强输尿管蠕动、增加肾盂压力、扩张输尿管的作用,这无疑有助于结石的排出。针对排石可能导致的输尿管及尿道平滑肌痉挛甚至造成结石嵌顿或(和)出血,采用具有缓解输尿管痉挛、扩张输尿管的白芍及止血药物茜草、大蓟、小蓟等。西药用黄体酮、维生素K缓解平滑肌痉挛、扩张输尿管,维生素K还可起止血作用。针对草酸盐导致泌尿系结石的,可采用口服维生素$B_6$以降低尿中草酸盐含量;而对于尿酸盐结石,则加用碳酸氢钠,以碱化尿液,改变内环境,促进结石的溶解;对高尿酸血症,则加服别嘌呤醇,直至血尿酸得以控制在正常范围,以消除结石的成因,达到病因治疗的目的。廖润泉教授治疗泌尿系结石形成了一套严谨的、科学的逻辑思维方法,不仅体现了用现代医学的诊疗技术(如B超等)弥补中医在诊断上的不足,同时体现了用中医学的整体观、治未病思想指导西医用药和治疗,使中西医结合治疗在这里得到了很好的诠释。

再如胆道蛔虫病,一方面通过辨证,选用和重用具有较强利胆作用的乌梅、茵陈、金钱草、大黄等药物,使胆汁分泌增加;另一方面,配合解痉镇痛类西药(如阿托品、山莨菪碱等),使奥迪括约肌松弛,而较多的胆汁分泌和奥迪括约肌的松弛,使胆汁流畅,有利于蛔虫排出,从而缓解症状,同时避免了日后死蛔或其解体片段、虫卵等残留于胆道形成结石的隐患,亦减少了细菌在胆道内生长繁殖的机会。在中药增加胆汁分泌的情况下,中药、西药配合松弛奥迪括约肌,以达通利胆道目的。这不仅治疗了疾病本身,而且还预防了远期结石形成,弥补了西医治疗的不足。

## 四、重视中药药理作用的现代研究和临床运用

廖润泉教授临证用药时,特别重视中药药理的现代研究,不仅根据四诊资料进

行辨证论治,处方用药,从性味归经、君臣佐使上考虑其功效,还结合中药的现代药理研究成果,根据辨病论治进行成分组方用药,从而能更好地利用中药有效成分。如在慢性结石性胆囊炎的治疗方药中,以茵陈、金钱草清热利湿,增加胆汁分泌;莱菔子消食下气,促进肠蠕动,改善腹胀;丹参、桃仁、红花活血化瘀,改善胆囊功能,恢复肠道规律性蠕动,改善结石所致胆管壁的充血水肿,减轻结石排出的阻力;白芍养阴柔肝,缓急止痛,缓解胆道括约肌的痉挛,改善胆汁引流。理气药和活血化瘀药配伍应用,提高了肠管张力,保持了收缩幅度,有利于十二指肠的舒缩与排空,从而促进胆汁的排泄,对控制和预防胆道感染有重大意义。栀子、黄芩清热利湿,促进炎症消散吸收,有利于感染控制。山楂消食,其所含山楂酸、黄酮酸和内脂等成分,可使胆汁酸、磷脂与胆固醇的比值升高,减少胆固醇沉着。

### 五、临证处方,灵活加减化裁

处方是中医理、法、方、药中重要的一环。廖润泉教授认为临证处方不外以古方或成方为基础,进行加减变化;或根据病情,自行拟定一个治疗处方。廖润泉教授多以后者为主,而不拘泥于成方,此与其重视中医药理作用的现代研究思想有关。但在实际工作中,廖润泉教授认为仿古方治病与根据具体病情独立制方这两种方法不能偏废,应该结合使用。

在临床上,采用古方,应根据患者具体情况,进行灵活加减化裁,而不是机械地效仿。可以肯定的是,古方多较严谨,药物配伍多得到长期的临床实践和检验,临床中有良好疗效并为人们所公认。在临证运用时,廖润泉教授通常是在古方原方的基础上加减,或者进行结构调整;根据不同的应用目的,多功能成方,做不同配伍;两方或多方并用;取经典配伍;根据现代中药药理研究强化用药等来临证处方,从而形成自我的新方。

总之,古方,也包括近代验方在内,是人们长期临床实践的经验结晶,是中医学宝贵遗产中的重要组成部分。廖润泉教授认为在临证时如能结合现代中药药理认识进行变通,对疾病的治疗和攻克疾病具有重要的意义。

### 六、明察秋毫,不断积累,丰富自身临床经验

外科医生不仅需要有特别的人格修养、品德作风及技能训练,还要具备明察秋

毫的洞察能力,尤其是做一名中西医结合外科医生,既要熟悉和掌握中医与西医理论,具备中医与西医两套思维方法诊疗疾病,又要不断操作实践,练就熟练的基本功。这就要求我们不仅要具备丰富的基础理论知识,严密的逻辑思维,而且还要持科学的态度去认识客观事物,在实践中不断总结积累,丰富临床经验。如阅看X线摄影片对泌尿外科医生是一件很平常的事,明显病变大多数医生都能一眼看出,而对于一些细微的影像学变化,则就不一定都能观察到。如肾盂输尿管连接部梗阻与肾盂结石均可导致肾积水,且后者可与前者并存,但二者在静脉尿路造影片上的表现却存在着明显的差别。即肾盂输尿管连接部梗阻所致肾积水,以肾盂扩张为主,肾盏扩张不明显;而肾盂结石梗阻所致肾积水,则以肾盂肾盏均匀扩张为主,这一特殊的影像学表现可提高术前对肾盂输尿管连接部梗阻的诊断率。要观察到这些细微的差别和变化,除需要熟悉理论知识外,更重要的是要在临床实践中善于观察总结,不断积累。

（常　青）

# 第三章 廖润泉名老中医的学术思想各论

## 第一节 肾 癌

### 一、概 述

肾脏肿瘤是泌尿外科的常见肿瘤,发病率为 12.39% ~15%,仅次于膀胱肿瘤。肾脏肿瘤约 95% 为恶性。由于肾脏部位隐蔽,不易及早发现,出现明显症状时已属晚期,预后较差。多年来广泛认为:任何肾脏肿瘤在手术前或未用其他方式组织学认定时,均视为恶性。肾癌细胞类型大体分三种:①透明细胞型,是最常见的肾癌细胞类型,占 75% ~85%,细胞呈圆形或多角形,胞质丰富,含胆固醇样物质、中性脂肪或磷脂。胞质浅染透明甚至为空泡,是因为胞质中含有大量的糖原和脂肪,在切片中溶解所致。细胞柱小而规则,少数出现有丝分裂,核膜、核仁模糊不清,毛细血管丰富。②颗粒细胞型,占 10% ~15%,细胞呈圆形、多边形或不规则形,胞质少但种类丰富,胞膜清楚,其内含多量嗜酸性细小颗粒,胞质内有少量的糖原和脂肪。细胞核圆形,深染,中央位置。颗粒细胞型通常比透明细胞型细胞核分级级别高,细胞核大小不一致,畸形巨核常见,核分裂象常见。③混合细胞型,占 5% ~10%,在一种肿瘤中同时存在透明细胞和颗粒细胞,两者之间有过渡细胞。在核分级级别高的肿瘤中,不易判断细胞类型,其实际是过渡细胞。肾癌可发生在肾脏的任何部位,上极较多,中下极较少。肿块直径一般 5~10 cm,也有达 30 cm 者或仅 2~3 cm 者,可有多种颜色,如红色、灰白色、黄色、棕色、黑色。早期肿瘤在肾实质内,为实性分叶状,可出现点片状钙化灶,中央液化坏死时形成囊腔。向外生长突破肾被膜及肾筋膜达周围组织;向内浸润生长突破肾盂,出现血尿;向肾静脉侵入形成肾静脉癌栓,继而向腔静脉延伸成腔静脉癌栓;向上可达右心房,腔静脉完全阻塞时,出现肾周静脉扩张、顽固性下肢水肿、腹水、腹壁静脉曲张,多处侧支循环形成。

## 二、中医病因病机

在古代中医文献中有很多与肾癌的症状相类似的记载,如《素问·脉要精微论》曰:"腰者肾之府,转摇不能,肾将惫矣",《金匮要略方论》记载:"热在下焦者,则尿血,亦令淋秘不通",故其多属中医"血尿""腰痛""癥积"范畴。廖润泉教授认为肾癌是泌尿系统常见肿瘤,早期症状不为人们所重视,明确诊断多为中晚期,且预后不良。虽然单纯用中药治疗肾癌文献报道较少,但中药在晚期肾癌的姑息性治疗,减轻患者痛苦,提高机体免疫功能,减轻放射治疗(放疗)、化学治疗(化疗)不良反应,延缓肿瘤生长速度等方面显示了一定的疗效。

中医认为肾癌多由肾气不足,水湿不化,湿毒之邪内蕴;或外感湿热毒邪,内外合邪,搏结气血,结于少阴所致。肾癌之辨证应辨病之早晚期,早期多为本虚标实,肾气不足,湿毒蕴结,气血瘀阻为主;晚期则以本虚为主,气血亏虚,毒热瘀结。

## 三、西医病因病理

世界卫生组织在1981年肾脏肿瘤组织学分类的基础上,制定了新的分类。其分类如下:

(1)肾实质上皮性肿瘤:①良性肿瘤,如乳头状或管乳头状腺瘤,嗜酸性腺瘤,后肾腺瘤。②恶性肿瘤,如肾细胞癌,透明细胞癌,颗粒细胞癌,梭形细胞癌,囊状相关性肾细胞癌,来源囊肿内的肾细胞癌,囊肿性细胞癌,乳头状肾细胞癌,集合管癌。

(2)肾盂上皮性肿瘤:①良性乳头状瘤,移行细胞乳头状瘤,内翻性乳头状瘤。②恶性肿瘤,如移行细胞癌,鳞状细胞癌,肾盂腺癌,肾髓质癌,肾盂未分化癌,癌肉瘤。

(3)肾母细胞性病变(胚胎性),如肾母细胞瘤,肾源性残余,中胚叶瘤病,囊性肾瘤。

（4）其他儿童肾肿瘤,如透明细胞肉瘤,横纹肌样癌,神经母细胞瘤。

（5）非上皮性肿瘤,如血管平滑肌脂肪瘤,平滑肌瘤,脂肪瘤,肾髓质间质细胞瘤,血管瘤,淋巴管瘤,肾小球旁淋巴管瘤。

（6）杂类肿瘤,如小细胞癌,原始神经外胚叶瘤,骨化性肾瘤,肾错构瘤（皮质或肾盂）,肾源性腺纤维瘤,肾内畸胎瘤,恶性淋巴瘤,恶性黑色素瘤。

## 四、临床表现

肾癌的临床主要特征是血尿、疼痛和肿块。其临床表现,可分为肾自身症状和肾外症状两大类。肾自身症状临床上往往出现较晚,症状明显时已属肾癌晚期;肾外症状临床上不典型,易被忽略,而造成漏诊,必须高度重视,提高警惕,及早发现,及早诊断,及早治疗。

### （一）肾自身症状

#### 1. 血尿是肾癌的主要症状

当肾癌侵犯泌尿系统时,出现血尿。就诊时有血尿的占就诊患者的70% ~ 80%,血尿的特点为无痛全程间断肉眼血尿。初发现时血尿轻,间断时间长;随着时间的推移,血尿渐重,间隔时间缩短,甚至有长条状血块;至晚期呈持续性血尿,严重时会出现血块堵塞、排尿困难。但血尿的程度与肿瘤的大小不一定呈正相关。

#### 2. 疼痛是肾癌的重要症状

就诊时有疼痛的约占就诊患者的50%。出现疼痛是肾癌的晚期症状,因肿瘤体积增大,肾被膜受牵拉或侵及周围组织引起疼痛;肿瘤压迫或侵及神经而引起持续性剧痛;血块阻塞输尿管时,引起梗阻性绞痛。

#### 3. 肿块是肾癌的常见症状

就诊时有肿块的占就诊患者的25% ~ 50%。因肾脏部位隐蔽,肿瘤体积小而不易触及。当在一侧上腹部或腰部触及肿块并随呼吸上下移动、质硬、高低不平、有结节,属肾癌晚期;若肿块不随呼吸上下移动,推之固定,提示肾癌已侵及周围组织器官,手术困难,预后不良。

血尿、疼痛、肿块通称肾癌三联征。肾癌典型的三联征同时出现约占肾癌患者的 10%，往往是晚期的标志；疼痛及肿块同时出现约占肾癌患者的 40%；镜下或肉眼血尿占肾癌患者的 70%～80%，因而追踪血尿，对诊断肾癌具有很大意义。

### （二）肾癌副瘤综合征

肾癌的肾外症状即肾癌副瘤综合征，表现多样，在临床上主要包括以下几种。

#### 1. 血沉增快

约有 50% 的肾癌患者出现血沉增快。贫血是其原因之一，但观察不贫血患者也出现血沉增快，真正的原因仍值得探讨。发热与血沉增快的肾癌患者预后不良，应予重视。

#### 2. 贫　血

占肾癌患者的 20%～40%。除因血尿外，可能与肾癌毒素和肾脏组织大量坏死，抑制骨髓造血所致。也有报告称铁往癌肿组织内转移也可能是贫血的因素。

#### 3. 高血压

有 20%～40% 的肾癌患者患高血压。肾肿瘤压迫正常肾组织，产生肾素，且肾素的活性与肾癌的恶性程度呈正相关；肾癌直接压迫肾动脉血管引起肾缺血，产生肾素；肾癌内动静脉瘘形成，伴心排血量增加致高血压；也有学者提出肾癌直接产生升压物质。肾癌切除后血压下降者，系肿瘤所致，否则为原发性高血压。

#### 4. 肝功能异常

15%～20% 的肾癌会出现肝功能异常。表现为肝脏体积增大、凝血酶原降低、白蛋白降低、碱性磷酸酶升高、球蛋白升高等。常出现发热、消瘦、乏力、厌食等，手术切除肾脏癌肿后本组症状消失。引起肝功能损害的原因，可能是肿瘤的坏死组织产生的毒素损害肝脏。手术后若肝功能未能恢复，说明体内可能有残存肿瘤，预后不佳。

#### 5. 精索静脉曲张

主要因肾静脉内癌栓阻塞，精索静脉回流障碍或肿瘤直接压迫精索静脉所致。

其特点是曲张的精索静脉不随患者平卧而减轻或消失。

### 6. 免疫系统紊乱

肾癌可能伴有肌肉神经淀粉样变和血管炎病变,皆因肿瘤细胞有免疫改变。肾淀粉样变发生率为 3% ~ 5%,并可出现多发性神经炎引起肌营养障碍、神经肌肉运动功能障碍。肾癌伴有血管炎,被认为是癌旁综合征之一。癌旁综合征或称类癌综合征,包括红细胞增多症、血小板增多以及类白血病反应、高肾素分泌、性激素分泌异常、红细胞生成素升高、异位甲状旁腺分泌、前列腺素 A 和前列腺素 E 升高。

### 7. 激素分泌紊乱

一种肾肿瘤可分泌多种内分泌激素,是肾癌的特点之一。红细胞增多症约占 15%,红细胞比容超过 50%,血红蛋白浓度 > 155 g/L,与红细胞生成素活性升高、肾癌血管动静脉瘘所致缺氧有关,肾癌切除后症状应该会消失。肾癌高血钙症占 3% ~ 13%,可能因肾癌患者类甲状旁腺物质分泌过多及肾癌溶骨性骨转移灶释放出大量钙质,致血钙浓度升高。肾癌可产生异位绒毛膜促性腺激素,男性可见乳房增大、乳晕色素沉着及性功能障碍,女性出现胡须、多毛、闭经。肾癌分泌异位促肾上腺皮层激素致皮质醇症。

## 五、诊 断

### (一)B 超

B 超检查具有简单、廉价、无创、敏感的特点,是肾肿瘤诊断的首选,可反复检查,能鉴别肾占位是实质性或囊性,并能区别肾癌或肾错构瘤。彩超能根据肾血管的显像、血管的多少及分布的特点,鉴别肾肿瘤的良恶性。

### (二)X 线检查

### 1. 腹 部

当肿瘤较小时,X 线检查意义不大;当肿瘤体积增大或有特殊表现时,才有意义。当肿瘤增大时,腹部平片可看到膨胀的肾脏轮廓向外突出。有 7% ~ 10% 的肾癌可见钙化灶,呈点状或壳状,但密度较低,晚期肾癌患者可看到转移灶的骨质破坏。

### 2. 静脉尿路造影

静脉尿路造影是诊断肾癌的常用方法。肾肿瘤在静脉尿路造影片上显示肾轮廓局部隆起变形、输尿管异位、肾盂受压拉长扭转或肾盏呈蜘蛛脚状或出现弧形压迹或破坏消失。当肿瘤较大压迫或肿瘤坏死,可使局部肾盏或整个肾脏不显影。静脉尿路造影可显示对侧肾脏及输尿管的情况,对治疗方案的确立很有价值。

### 3. 肾动脉造影

肾动脉造影是一种创伤性检查,对肾癌的诊断率可达 92% ~ 95%。肾癌在肾动脉造影中显示新生血管、动静脉瘘,造影剂呈池样聚集,包膜血管增多等改变。向肾肿瘤内注入肾上腺素时,正常肾血管及良性肾肿瘤血管立即明显收缩,而肾癌的血管无反应。肾动脉造影可了解肾脏血管的分布,对肾肿瘤保留肾单位的手术方案有重要的指导意义。其对较大肾癌实施术前栓塞,可提高手术的切除率。

### (三)CT 检查

CT 检查是诊断肾肿瘤的重要检查方法,运用最广泛,也最可靠。CT 检查能够发现直径 1 cm 以上的小肿瘤,对肾癌的早期诊断具有重要意义。一般扫描时,肾癌组织的 CT 值常为 30 ~ 50 Hu,略高于正常肾组织,增强扫描后正常肾实质的 CT 值可达 120 Hu,肾癌的 CT 值虽有增加但明显低于正常肾组织以示鉴别。肾癌组织内常有出血液化坏死,内部密度不均。有 5% ~ 10% 的病例可见钙化灶,位于中央或散发在周边。肾静脉及下腔静脉的癌栓增强扫描时,静脉中可见低密度区。

### (四)MRI 检查

MRI 检查对肾癌的诊断与 CT 检查大体相仿,无明显差异。当 B 超、CT 检查所提供的资料对鉴别有困难时,考虑使用 MRI 检查。MRI 检查显示肿瘤侵犯的范围优于 CT 检查,对周围组织包膜、脾脏、腰肌的改变显示清楚,适用于术前分期及术后随访。

### (五)放射性核素检查

对中晚期肾癌患者怀疑全身骨转移或肝转移者有较大意义。肾脏功能较差或行保肾组织手术,术前须行放射性核素检查以了解肾脏形态及功能。

## 六、鉴别诊断

### 1.肾囊肿

典型的肾囊肿超声及 CT 检查易于鉴别。当囊内感染或囊内有不均质回声时,要警惕。后壁囊肿或肿瘤中心部位液化,不能误认为单纯良性肾囊肿。不能明确诊断时,要定期复查或切除囊肿,术中快速冷冻切片,按病理性质正确处理。

### 2.肾错构瘤

肾错构瘤是一种较常见的肾脏良性肿瘤,也叫肾血管平滑肌脂肪瘤,女性较男性多见,发病年龄为 25~59 岁,平均 46 岁。该肿瘤占肾脏肿瘤的 3.9%~9.0%。较小的错构瘤通常无临床症状,多在体格检查时被发现。较大的错构瘤可产生临床症状,包括肾区疼痛、腹部肿块及血尿。突发肿瘤破裂可出现急腹症、休克等。1/3 的病例为单侧多发灶,1/5 的病例为双侧病变。约 1/3 的瘤体伴结节性硬化,结节性硬化的患者中 40%~80% 发生此肿瘤。病理检查可见 3 种组织成分:发育不正常的血管,厚薄不一、管腔较小纤曲、分布密集、血管波动样变及纤维化;成熟的脂肪组织,呈灶状分布或分叶状;平滑肌组织,呈异形性,核大小不一、深染。该肿瘤脂肪组织较多,肾癌脂肪组织极少,是其两者的主要鉴别点。

### 3.恶性肾脏淋巴瘤

恶性淋巴瘤,约有 1/3 的病例累及肾脏,且各类型霍奇金淋巴瘤均可发生于肾脏。肾脏肿块为全身唯一表现,而大多数肾脏肿块为全身转移灶的表现之一。肾脏肿块首先被发现,往往难以与肾癌相鉴别。治疗可以全身用药,但疗效差。症状明显致大量血尿或肾脏为唯一肿块表现者,应手术切除肾脏。当肾脏肿块诊断困难时,按肾癌处理。

#### 4. 肾脏假瘤

肾脏假瘤可以致肾脏形态异常,诸如炎症性包块、血肿、梗死灶、肾血管畸形等。在影像学上为占位病变,须与肾癌相鉴别。要详细询问病史,结合症状、体征,可以进行鉴别,必要时可在 B 超或 CT 引导下穿刺活检,以明确诊断,指导治疗。

#### 5. 肾嗜酸性细胞瘤

肾嗜酸性细胞瘤系少见病,多属良性,有潜在恶性趋向,多发生在 50 ~ 80 岁的患者,男性多于女性(2:1),占肾脏实质性肿瘤的 7% ,约有 10% 的病例为多发性,也有双侧发病者。肿瘤呈圆形或卵圆形,无包膜,直径为 5 ~ 10 cm,边界清晰,切面呈红色,中央为灰白色,细胞质均含有丰富的嗜酸性小颗粒。肾嗜酸性细胞瘤多无症状,偶然或体检时发现,少数患者有镜下或肉眼血尿、疼痛、肿块。B 超检查、CT检查、肾动脉造影可帮助诊断,可见肿瘤中央有瘢痕灶形成,CT 扫描病灶表现为低密度区,肾动脉造影可见肿瘤血管呈轮辐状。该病虽大部分为良性,但可恶变为肾嗜酸性细胞癌,侵及肾周组织、肾上腺血管及肠管或转移至其他脏器。治疗应根据病变的性质和对侧肾功能情况而定,考虑肾部分或根治性切除。

#### 6. 肾转移癌

肾脏血运丰富,血流量大,是其他部位肿瘤转移的多发脏器,实际上比原发性肾癌发病率还高。肺癌尸检时,发现肾转移癌占 20% ,其中 40% 为双侧,且系多发灶;其他脏器的肿瘤如淋巴瘤、黑色素瘤、睾丸癌、卵巢癌、肠道癌及乳腺癌均易转移至肾脏。要积极治疗原发灶,并根据情况决定是否切除肾脏。

#### 7. 肾脏黄色肉芽肿

肾脏黄色肉芽肿是一种少见的严重慢性肾实质感染的特殊类型。其形态学上有两种表现:一种为弥漫型,肾脏体积增大,形态失常,内部结构紊乱,不容易与肿瘤混淆;另一种为局灶性,肾脏上出现局限性实质性结节状回声,缺乏特异性,有时与肿瘤难以鉴别。但肾脏黄色肉芽肿患者一般都具有感染的症状,肾区可触及痛性包块,尿中有大量白细胞或脓细胞。只要仔细观察,鉴别诊断并不困难。

# 七、治 疗

## （一）中医治疗

### 1. 湿热瘀毒证

证候:间断血尿,尿色鲜红,腰痛坠胀不适,腰腹部可扪及肿块,伴有低热,口渴,纳呆,舌暗红,苔黄腻,脉滑数或弦滑。

治则:清热利湿,活血散结。

方药:龙蛇羊泉汤加减。白英 15 g,龙葵 15 g,蛇莓 15 g,半枝莲 30 g,瞿麦 20 g,萹蓄 10 g,黄柏 15 g,土茯苓 15 g,滑石 15 g,大黄炭 8 g,栀子 10 g,生地黄 15 g,小蓟 10 g。每日 1 剂,水煎服。

加减:尿血不止者,加仙鹤草 15 g,白茅根 10 g,生侧柏叶 15 g,茜草 10 g;纳呆者,加陈皮 10 g,神曲 10 g,炒谷芽 15 g;恶心、呕吐者,加法半夏 10 g,竹茹 10 g;咽干,手足心热者,加女贞子 10 g,旱莲草 10 g。

### 2. 肾虚蕴毒证

证候:腰痛剧烈,见腰腹部肿块,腰痛喜按,小便短赤带血,疲倦乏力,形体消瘦,低热,纳少,舌暗红,苔黄白,脉弦数。

治则:补肾益气,解毒散结。

方药:左归丸加减。熟地黄 10 g,淮山药 12 g,枸杞 10 g,龟板 10 g,菟丝子 10 g,女贞子 10 g,生黄芪 30 g,土茯苓 20 g,马鞭草 30 g,仙鹤草 20 g,半枝莲 20 g,八月札 15 g。每日 1 剂,水煎服。

加减:血尿重者,加大蓟 10 g,小蓟 10 g,血余炭 15 g;疼痛甚者,加延胡索 10 g,白芍 10 g;低热盗汗者,加旱莲草 20 g,地骨皮 15 g。

### 3. 气血两虚证

证候:腰腹部肿块日渐增大、增多,腰痛日甚,血尿不止,精神萎靡,气短乏力,面色㿠白,形体消瘦,腹胀,口干,低热,舌淡暗,苔白,脉沉细。

治则:补气养血,解毒散结。

方药：八珍汤加减。黄芪 20 g，太子参 20 g，白术 20 g，半枝莲 60 g，茯苓 20 g，当归 10 g，白芍 10 g，熟地黄 20 g，女贞子 20 g，枸杞 15 g，地骨皮 10 g，僵蚕 8 g，猪苓 20 g。每日 1 剂，水煎服。

加减：兼肾阴虚者，加山茱萸 10 g，龟板 10 g；兼肾阳虚者，加菟丝子 10 g，鹿角胶 10 g（烊化）；血尿不止者，加大蓟 10 g，小蓟 10 g，血余炭 15 g，仙鹤草 10 g；腰痛甚者，加延胡索 8 g，白芍 10 g，乳香 6 g。

## （二）西医治疗

### 1. 肾癌的手术治疗

（1）根治性肾切除术，其是治疗肾癌的经典手术，较单纯肾切除术 5 年生存率高。肾癌患者就诊时，约 45% 的病例已发生局部浸润，其中 70% 的肿瘤细胞已达肾被膜或肾周脂肪组织，术中清除的淋巴结组织的阳性率为 4%～32%，这是肾癌根治性肾切除术的理论基础。切除范围：带肿瘤的肾脏、肾周脂肪、肾筋膜、肾门和近肾门的下腔静脉、腹主动脉旁淋巴结及局部区域同侧的肾上腺、输尿管上段。根治性肾切除术中，切除同侧肾上腺及区域性淋巴清扫仍有争议，但肾上腺和肾脏同在一个肾筋膜内，有资料证实，2%～10% 的肾上腺已有癌转移。多数学者仍主张切除同侧肾上腺及区域性淋巴清扫，能提高患者 5 年生存率。根治性肾切除术的重点是在游离肾脏之前，首先结扎肾蒂血管，以减少癌细胞的血运转移、癌栓脱落，肾筋膜外完整游离肾脏，防止癌细胞脱落、种植。

有专家认为，肾癌淋巴结转移的范围很广，特别是中晚期肾癌，上自膈肌，下至腹主动脉分叉处，腹膜后任何部位的淋巴结都有可能被转移，提出须行肾癌扩大根治术。切除范围：除肾癌根治性肾切除术的区域外，扩大淋巴清扫区域（上自膈肌，下达腹主动脉分叉处，部分生殖血管和覆盖肾周筋膜前后的后腹膜）。左肾癌清扫腹主动脉前后，下腔静脉前，腹主动脉和下腔静脉之间的淋巴结；右侧肾癌清扫下腔静脉前后，腹主动脉前，下腔静脉和腹主动脉之间的淋巴结。近 10 年的资料显示，就其 5 年和 10 年的生存率相比，扩大肾癌根治术比单纯肾切除术、根治性肾切除术生存率高。

（2）保留肾组织的肾癌手术。此手术是指完全切除癌组织，最大限度保留正常肾组织的手术。其适应证：双侧肾癌；孤立肾肾癌；单侧肾癌而对侧肾功能受损；视网膜血管瘤病肾癌；一侧肾癌而对侧肾功能暂时正常，但有潜在病变可能致肾功能受损(如多囊肾、肾结石、肾动脉狭窄、肾积水等)。保留肾组织的肾癌手术方法有3种:①肿瘤剜除术,适合于肿瘤较小,从假包膜外完整剜除肿瘤,保留正常肾组织。残留切面须冷冻切片,证实无肿瘤细胞存留,剜出创面用周围脂肪或肌肉组织填塞,可吸收线缝合压迫固定。②肾部分切除术,肿瘤直径较大须切除肾脏一极或楔形切除,距肿瘤边缘1 cm切除肿瘤组织,须在低温下阻断肾蒂,创面用周围脂肪或肌肉组织填塞,可吸收线缝合压迫止血,防止尿瘘。③体外肾部分切除术,适合于较大、多发或在肾门处较复杂的肿瘤。仔细游离保留肾动脉、肾静脉及输尿管,在低温、无血液循环的情况下,细心切除癌肿病灶,完善缝合血管断端,缝合止血后做自体肾移植。肾动脉与髂内动脉做端端吻合,肾静脉与髂外静脉做端侧吻合,输尿管与膀胱再植。体外手术可从容地处理癌肿组织,但技术条件要求较高,保留肾组织的疗效更好。

(3)肾癌下腔静脉癌栓及肾静脉癌栓的治疗。肾癌下腔静脉癌栓及肾静脉癌栓,其发病率占同期肾癌的5%～10%,其中右侧肾癌占多数,为69%～88%,可能是因右肾静脉较短的缘故。7%～36%的患者出现下腔静脉梗阻症状,包括水肿、腹水、肝功能与肾功能不全、腹壁静脉侧支形成、精索静脉曲张等。国外文献报道11例肾癌下腔静脉癌栓形成,而无淋巴结转移及肾周浸润的肾癌手术患者,其5年及10年的生存率分别为55%和43%,并认为形成腔静脉癌栓不能标志肿瘤已至晚期,此类患者应积极予以治疗,争取好的预后。

**2. 肾癌的非手术治疗**

(1)放疗。肾癌对放疗并不敏感,而且放疗有一定的不良反应。故放疗仅用于术前及术后的辅助治疗。术前放疗对术中减少转移及肿瘤种植有一定作用。术后放疗可杀灭残留的癌细胞,减少癌转移及种植复发。对晚期肾癌已无法手术的可作为姑息治疗的手段。对转移引起的神经痛及骨痛有一定疗效。

(2)化疗。化疗效果有限,毒性较大,总缓解率为5%～10%,对生存率无明显提高,仅作为术前辅助治疗,可用于不能手术的晚期肾癌的治疗。有研究表明长春新碱46 mg/m$^2$是治疗肾癌的理想药物,但有效率仅为5%。临床上常用长春新碱与氟尿嘧啶、阿霉素、环磷酰胺、顺铂等联合用药,可提高疗效,但毒性也增大。

(3)免疫治疗,其是指以自然界存在的某种物质激活免疫系统而杀灭肿瘤细胞的疗法。肾癌是一种能诱发宿主产生免疫能力的肿瘤,用免疫治疗有效率较其他肿瘤高。常用的有白细胞介素-2、干扰素、淋巴因子激活的杀伤细胞(LAK细胞)、肿瘤浸润淋巴细胞等。

## 八、学术认识

廖润泉教授认为肾癌是泌尿外科的常见肿瘤之一,发病率较高,仅次于膀胱癌。由于肾脏部位隐蔽,不易及早发现,出现明显症状时已属晚期,预后较差,对人类健康的威胁甚大。但近些年来,因人们的健康意识增强,加之体检的推广和 B 超的广泛应用,能够发现很多早期肾癌,大大提高了肾癌的治愈率。肾癌的病因未明,其发病与遗传、吸烟、肥胖、高血压及抗高血压治疗等有关,有一定的遗传性和家族性。不吸烟、避免肥胖是预防肾癌发生的重要方法。对于肾癌的诊断以影像学检查为主,主要是双肾增加 CT 检查,为术前临床分期及手术方式的选择提供主要依据。对于肾癌的治疗应综合影像学检查结果评价临床分期,根据临床分期(cTNM 分期)初步制订治疗方案,依据术后组织学确定的侵袭范围进行病理分期(pTNM 分期)评价,如临床分期与病理分期有偏差,按病理分期结果修订术后治疗方案。对于局限性肾癌的治疗,若对侧肾功能良好,可行根治性肾切除术;若对侧肾脏功能不全或独肾,则行保留肾组织的肾癌手术。对于局部进展性肾癌的治疗,行根治性肾切除术 + 区域或扩大淋巴结清扫术,术后可配合靶向药物治疗,结合中医抗肿瘤治疗可明显提高疗效。对于转移性肾癌的治疗,可行肾原发病灶切除的减瘤手术并配合靶向药物治疗,中医药治疗可改善患者症状,增加饮食,减轻患者痛苦和延长患者生命。

## 九、病案分享

患者,男性,65 岁,农民,因"发现腰部包块伴肉眼血尿 1 个月"于 2003 年 5 月 21 日就诊。

初诊:腰部肿块日渐增大,腰痛日甚,时有血尿,伴长条状血块,精神萎靡,气短乏力,面色㿠白,形体消瘦,腹胀,口干,低热,舌淡暗,苔白,脉沉细。CT 检查提示:左肾占位性病变,大小约 7 cm×6 cm,侵犯至肾周筋膜。肾功能正常,血常规提示血红蛋白浓度 105 g/L。

诊断:左侧肾癌并局部转移。

中医辨证:气血两虚证。

治疗:西医治疗,患者肾功能正常,予行左肾根治性切除术 + 区域淋巴结清扫。术后病检确诊为左肾透明细胞癌,肾周淋巴结见癌转移。

术后给予中药治疗。治则:补气养血,解毒散结。

方药:八珍汤加减。黄芪 20 g,太子参 20 g,白术 20 g,半枝莲 60 g,茯苓 20 g,当归 10 g,白芍 10 g,熟地黄 20 g,女贞子 20 g,枸杞 15 g,地骨皮 10 g,僵蚕 8 g,猪苓 20 g。每日 1 剂,水煎服,连服 2 个月。

随访 10 年,肿瘤未见局部复发和远处转移。

(吴栖岸)

# 第二节 膀胱癌

## 一、概 述

膀胱癌是泌尿系统最常见的肿瘤,包括原位癌、移行细胞癌、鳞状细胞癌、腺癌,非上皮细胞肿瘤(包括肉瘤、淋巴瘤、嗜铬细胞瘤、黑色素瘤等)。其发病率及病死率均列泌尿系统肿瘤的首位。随着分子生物学的发展及新的诊疗技术的应用,对膀胱癌的诊断、治疗及预防有较大突破,提高了膀胱癌患者早期诊断、早期治疗及长期生存率。

中医学对膀胱癌的认识:本病属于中医"尿血""溺血""溲血""癃闭"等范畴。在中医文献中虽未见有膀胱癌这一病名,但有不少类似膀胱癌的记载。《素问·气厥论》曰:"胞移热于膀胱,则癃,溺血。"此记载与膀胱癌的主要症状——无痛性血尿相似。在病因病机方面古籍中也有大量记载,如《三因极一病证方论·尿血证治》曰:"病者小便出血,多因心肾气结所致,或因忧劳、房室过度,此乃得之虚寒。故《养生》云:不可专以血得热为淖溢为说,二者皆致尿血。与淋不同,以其不痛,故属尿血,痛则当在血淋门。"在治疗方面,文献记载也为膀胱癌的治疗提供了重要的参考依据,如《医学心悟·尿血》曰:"心主血,心气热,则遗热于膀胱,阴血妄行而溺出焉。又肝主疏泄,肝火盛,亦令尿血。清心,阿胶散主之;平肝,加味逍遥散主之。若久病气血俱虚而见此症,八珍汤主之。凡治尿血,不可轻用止涩药,恐积瘀于阴茎,痛楚难当也。"

## 二、中医病因病机

中医学认为,膀胱癌的病机为本虚标实,本虚为脾肾气虚,不能摄血或气血双亏,血失统摄;标实为湿热毒邪聚于膀胱,湿毒瘀血蕴结。一般初起多实,久病多虚。其主要病机有以下几种。

湿热蕴毒:外感湿热毒流注下焦或因饮食不节,恣食肥甘厚味,助湿生热;或脾胃素虚,水湿不运,湿热内生,邪下注膀胱,热伤血络,湿阻气血,发为本病。

瘀毒蕴结:湿热之邪蕴结膀胱,久酿成毒,毒瘀互结;或情志不遂,肝失疏泄,气机逆乱,气滞血瘀,毒瘀互结,发为本病。

脾肾两亏:平素脾肾不足或恣情纵欲,劳伤脾肾或久病耗伤气血,脾肾亏虚,脾虚不运,肾虚气化失司,都可致水湿内滞,蓄积膀胱,蕴热酿毒,发为本病。

## 三、西医病因病理

从组织学起源上,分为上皮细胞肿瘤和非上皮细胞肿瘤,其中,上皮细胞肿瘤占全部肿瘤的90%以上。

### 1. 原位癌

原位癌又称扁平原位癌,是一种特殊的移行上皮细胞癌。开始仅局限于移行上皮内,稍突起于黏膜,呈绒毛状,红色,不形成乳头状癌肿,不侵犯基底膜,分化不良,临床上会出现膀胱刺激征。原位癌可分化为两种类型:一种是原发性原位癌,多见于中青年,一般病程比较长,也有一些迅速发展为浸润性癌,预后不良。一种为继发性原位癌或癌旁原位癌,并存癌旁原位癌患者,预后往往不良,复发率高,且40%~83%的患者发展为浸润性癌。所以对膀胱癌患者,应该在癌旁多点取活检,提高癌旁原位癌的检出率,以便及时正确治疗。

### 2. 乳头状瘤

乳头状瘤在临床上和病理学方面易发生混淆。从肿瘤的生物学特性看,乳头状瘤有复发的倾向,5年复发率达60%或更高,其中一部分肿瘤复发很快,恶性程度和范围逐渐升高或浸润肌层,应视为恶性肿瘤。乳头状瘤一般分化较好,没有肌层浸润,预后较好。

### 3. 移行细胞癌

移行细胞癌属于多中心起源的肿瘤,50%的患者为多发性肿瘤,或在主瘤的周边分布散在的小瘤结节(称为卫星灶)。移行细胞癌占膀胱肿瘤的4%~5%。

### 4. 膀胱鳞状癌

膀胱鳞状癌大体外观为扁平状或稍隆起于膀胱黏膜的实体性肿瘤,往往基底广、瘤体大、多溃疡,侵犯肌层,对放疗和化疗均不敏感,预后较差。

### 5. 腺性膀胱癌

腺性膀胱癌又称黏液癌、胶样癌或印戒细胞癌,较少见,在我国占膀胱癌的3%~4%。依据其组织学起源可分为原发性腺癌、脐尿管癌及转移性腺癌。绝大多数腺性膀胱癌具有分泌黏液的功能。腺性膀胱癌易浸润、易转移、易复发,对放疗及化疗不敏感。

(1)原发性腺癌。多见于膀胱三角区、颈口及底部。原发性腺癌常起源于腺性膀胱炎和滤泡性膀胱炎。

(2)脐尿管癌。极罕见,起源于膀胱外的脐尿管残余,位置隐蔽,在膀胱周边或浸入膀胱壁,深而广。X线检查常可见点片状钙化影,浸入膀胱后,尿中可出现黏液,预后较差。

(3)转移性腺癌。可来自结肠、子宫、胃、前列腺和卵巢等处的癌。诊断为腺性膀胱癌的患者须排除上述部位原发性腺癌。

### 6. 混合性膀胱癌

在同一癌肿中含有两种或两种以上的组织类型或同一膀胱先后生长不同类型的上皮细胞肿瘤,称为混合性癌。其组合包括:①移行细胞癌和鳞状癌,较常见;②移行细胞癌和腺性膀胱癌,腺性膀胱癌的成分独立存在或在移行细胞癌中见到散在的腺性膀胱癌病灶;③移行细胞癌、膀胱鳞状癌和腺性膀胱癌三者并存。

## 四、临床表现

血尿是膀胱癌的主要症状,其特点为无痛、全程或终末间断血尿。发病初也可出现镜下血尿,进一步发展为肉眼血尿,且出现血尿者约占就诊患者的80%。早期血尿间断时间长,持续时间短,随病程的进展血尿间隔缩短,持续时间延长,晚期呈持续性肉眼血尿。

膀胱刺激征即尿急、尿频、尿痛,早期出现此征者约占10%,晚期可达40%。其主要原因系肿瘤及其脱落物的刺激。

排尿困难是因肿瘤侵及膀胱颈部及前列腺,较长之瘤蒂、血团及大块坏死肿瘤组织的脱落物堵塞。

晚期膀胱癌可出现肾积水、肾功能不全、下肢水肿、盆腔肿块,全身转移则出现咳嗽、咯血、全身骨痛、消瘦、恶病质等。

## 五、诊　断

B超检查是一种无损伤、廉价、患者容易接受的检查,可反复进行,优点很多。有3种途径:经腹、经直肠、经尿道,可了解膀胱有无肿瘤,肿瘤数目、大小、位置、浸润深度及盆腔、腹腔有无转移灶,对分类、分期有可靠的指导意义。如发现有异常,可做其他进一步检查。

脱落细胞学检查是一种无损伤性检查,检出率高,有学者认为阳性率可达95%,也有资料显示检出率与癌细胞的级别有关。移行细胞癌I级检出阳性率约为10%,原位癌100%(因原位癌细胞易脱落)。脱落细胞学检查,标本采集非常重要,须留新鲜尿液。

膀胱尿道镜检查对诊断膀胱癌具有极其重要的价值,具有权威性,可以直接观察有无膀胱癌,癌肿的大小、位置、数目、形态、瘤蒂的长短及大小、与输尿管口和膀胱颈口的关系,还可以观察双侧输尿管有无蠕动、喷血等情况。通过输尿管逆行插管可以了解肾及输尿管的情况。可同时取活体组织做病理学检查,以了解肿瘤的性质、类别、分化程度、分期,对膀胱癌的诊断、治疗和预后有指导意义。

膀胱区平片:可显示膀胱癌和乳头状瘤坏死后钙化灶,其呈细小的密度增高影,规则的环形钙化,但也可能是嗜铬细胞瘤周边钙化,称之为壳形改变。胸部平片,可提示有无转移病灶。也可除外泌尿系统阳性结石,以资鉴别诊断。

膀胱尿道造影:造影剂注入膀胱,充盈缺损处即为癌肿组织,可以提供肿瘤的大小、数目及部位。

静脉尿路造影:通过静脉尿路造影,不仅可显示膀胱内肿瘤情况,还可以了解上尿路情况,如有无肾盂、肾盏、输尿管梗阻(或积水,甚至肿瘤)及肾功能好坏。如系晚期肿瘤,儿童或年老体弱者,可行大剂量造影剂静脉尿路造影,不压腹,使体内造影剂饱和化,同样可以得到满意的效果。

动脉造影:膀胱的血液供应丰富,其上、中、下动脉均由髂内动脉的分支供应。膀胱癌的血管特点是管径粗细不均,走向紊乱,呈密集或稀疏的血管网,通过动脉造影可清晰地显示其血管特性,借以了解膀胱癌肿的大小、数目、部位、侵犯组织深度、有无侵犯周围组织和器官,对膀胱癌的分期、治疗及预后有指导意义。有资料显示,动脉造影对膀胱癌分期的准确率可达 58% ~ 72%。若与抗癌药物合用进行动脉化疗,可达到诊断与治疗的双重目的。

CT 检查是一种无创伤的检查,可精确地检出膀胱内直径 0.5 ~ 1.0 cm 的肿瘤,能清楚地了解肿瘤的大小、数目、部位及侵犯组织的深度,有无淋巴结肿大及转移情况。必要时可在 CT 引导下行肿物穿刺活检,做病理学检查。因而 CT 检查对膀胱癌的临床分期、分级及检出率均有重要意义,临床上应用广泛。

MRI 检查具有分辨率高、图像清晰,可做矢状面、冠状面、轴状面断层扫描,且患者不受 X 线损害,不需要造影剂等优点,因而备受患者和医师的喜爱。它能清晰显示盆腔器官,如膀胱、前列腺及精囊的病变,能显示膀胱肿瘤的部位、数目及大小,并能提供肿瘤侵犯组织的深度、有无淋巴结转移及与周围器官的关系,对膀胱肿瘤的诊断准确率达 64% ~ 95%。

流式细胞学检查:可采用流式细胞仪测定肿瘤细胞的 DNA 含量,DNA 含量或DNA 倍体的变化与肿瘤的分级、分期有关,对癌肿的治疗及预后均有帮助。

### 六、鉴别诊断

膀胱癌的临床主要症状是血尿,故凡是有血尿的疾病均须与膀胱癌进行鉴别诊断。

### 1. 肾和输尿管肿瘤

肾和输尿管肿瘤也会出现无痛性全程血尿,与膀胱癌进行鉴别的要点是:①肾与输尿管肿瘤,通常无膀胱刺激征;②肾与输尿管肿瘤,一般不出现排尿困难;③肾与输尿管肿瘤,血尿中可出现输尿管铸形、条形或蚯蚓状血块;④肾与输尿管肿瘤,血尿颜色多为暗红色,而膀胱癌血尿颜色多为鲜红色;⑤肾与输尿管肿瘤,尿液中一般无"腐肉"状块,而膀胱癌尿液中可伴"腐肉"状块;⑥肾与输尿管肿瘤,可发现腰腹部肿块及疼痛。再结合影像学检查及膀胱尿道镜检查,可进一步鉴别。

### 2. 泌尿系统结石

泌尿系统结石也常伴血尿,但主要以疼痛伴血尿为主,特别是在劳累后发生。除输尿管末端结石外,多无膀胱刺激征。泌尿系结石多为阳性结石,X线检查是其与膀胱癌鉴别的重要方法。

### 3. 泌尿系统结核

泌尿系统结核虽有血尿症状,但多为终末血尿且伴发膀胱刺激征,同时常合并低热、盗汗、贫血、乏力、消瘦等症状,有些患者有肺结核病史。X线检查可发现肾脏的结核钙化灶;静脉尿路造影提示有蚕食样破坏,不显影或显影迟缓;尿常规检查多见红细胞、白细胞大量并存,尿液呈酸性,尿沉淀物镜检或培养可发现抗酸杆菌。膀胱镜下除见典型的结核结节外,可见瘢痕及溃疡,取组织活检,可确定诊断。

### 4. 放射性膀胱炎

有前列腺癌、精囊癌、直肠癌和卵巢癌并经放疗的患者,会发生放射性膀胱炎,多在放疗后2年内出现,也有病史长达20～30年者,多出现顽固性无痛血尿。详细询问病史很重要,若膀胱内出现溃疡、肉芽肿,须做活检,以明确诊断。

### 5. 前列腺增生和前列腺癌

前列腺增生和前列腺癌在老年性前列腺疾病中,常可出现排尿困难、尿潴留合并感染,可出现一过性血尿。也常见膀胱癌与前列腺疾病伴发,要提高警惕。可借助B超检查、CT检查、肛门指检、细胞学检查进行鉴别诊断。

### 6.腺性膀胱炎和膀胱黏膜白斑

腺性膀胱炎和膀胱黏膜白斑为黏膜增生性疾病,病理学检查可见巢状增生,称之为癌前病变或交界性癌。腺性膀胱炎部分可发展为腺性膀胱癌,膀胱黏膜白斑部分可发展为鳞状细胞癌。腺性膀胱炎和膀胱黏膜白斑临床表现为膀胱刺激征及血尿,病变严重时,尤其是腺瘤样型腺性膀胱炎,可发生血尿、双侧或单侧肾积水、排尿困难,易与膀胱癌的诊断相混淆。除 B 超及 CT 检查外,可用膀胱尿道镜检查并活检以确诊。

## 七、治 疗

### (一)中医治疗

#### 1.湿热下注证

证候:血尿伴小便频、急、涩、痛,少腹坠胀不适,或有身热不扬,纳差口苦,或下肢水肿,夜寐不安,舌红,苔黄腻,脉滑数。

治则:清热利湿,凉血散结。

方药:小蓟饮子加减。小蓟 30 g,藕节炭 10 g,淡竹叶 15 g,滑石 15 g,生地黄 15 g,白茅根 30 g,仙鹤草 15 g,黄柏 10 g,海金沙 10 g,蛇莓 20 g,丹皮 10 g,甘草 5 g,茯苓 15 g,猪苓 15 g,重楼 30 g。

加减:尿血重者,加三七 10 g,地榆炭 10 g,侧柏炭 10 g;腹满纳呆重者,加枳壳 15 g,鸡内金 20 g;小便刺痛甚者,加瞿麦 10g,萹蓄 10 g;小便不利者,加木通 10 g,泽泻 15 g。

#### 2.瘀毒蕴结证

证候:尿血成块或尿中有"腐肉",少腹坠胀疼痛,排尿困难或闭塞不通,腹部有包块,坚硬拒按,舌暗或有瘀斑,脉沉或弦涩。

治则:祛瘀解毒,清热散结。

方药:龙蛇羊泉汤加减。白英 15 g,龙葵 15 g,蛇莓 15 g,半枝莲 15 g,土茯苓 30 g,苦参 15 g,黄柏 10 g,白茅根 30 g,莪术 10 g,当归 15 g,连翘 10 g,车前草15 g,

赤小豆20 g,夏枯草20 g,生薏苡仁20 g,白花蛇舌草20 g。

加减:尿血不止者,加仙鹤草30 g,小蓟炭15 g,三七末6 g(冲服);发热重者,加蒲公英30 g,大青叶30 g;病久气血两虚,面色无华者,加黄芪30 g,白术15 g,当归15 g;大便干者,加大黄6 g,芒硝6 g,厚朴10 g。

### 3.脾肾两虚证

证候:血尿日久,时作时止,下腹有包块,坚硬如石,腰膝酸软,神疲乏力,头晕眼花,自汗,纳呆食少,消瘦,舌淡,苔薄白或少苔,脉沉细无力。

治则:健脾益肾,软坚散结。

方药:四君子汤合无比山药丸加减。黄芪20 g,党参10 g,白术10 g,茯苓10 g,当归10 g,山药15 g,肉苁蓉10 g,熟地黄12 g,山萸肉12 g,菟丝子12 g,生甘草8 g,土茯苓30 g,仙鹤草20 g,阿胶12 g(烊化),蛇莓10 g,白花蛇舌草30 g。

加减:疼痛者,加乌药10 g,延胡索10 g;口干、盗汗者,加女贞子30 g,旱莲草30 g,枸杞30 g;食少纳呆者,加焦山楂10 g,焦麦芽10 g,焦神曲10 g,鸡内金10 g,陈皮10 g。

### (二)西医治疗

治疗原则:浅表性膀胱癌行综合治疗,保留膀胱,提高生存质量;浸润性膀胱癌行膀胱全切术,并行合理的尿流改道,辅以综合治疗,提高5年生存率及生存质量。

#### 1.膀胱原位癌的治疗

一般认为膀胱原位癌病变表浅,呈散在多源性。卡介苗是首选的生物制剂,而膀胱腔内灌注,而膀胱腔内化疗多采用丝裂霉素、吡柔比星。膀胱原位癌高分期、高分级、高复发性及高浸润性,常常发展为浸润性膀胱癌,预后较差。

#### 2.浅表性膀胱癌的治疗

一般行经尿道电切术,其优点为损伤轻、痛苦小、治疗范围广、住院时间短、并发症少,手术死亡率低,可重复施行,因而成为目前治疗浅表性膀胱癌的主要方法。其缺点为:术后易复发,其复发率为50%～70%,其中5%～25%的复发癌分期、分级均提高,也给患者带来潜在的威胁。

膀胱部分切除术:是较常用的治疗方法。其适应证为:浅表性膀胱癌无经尿道膀胱肿瘤切除术条件患者、复发性膀胱癌患者、良性膀胱肿瘤患者、全身条件差不能行膀胱全切术患者、病变远离膀胱三角区患者等。该术式的优点是患者原尿道排尿,生存质量高;缺点是1年内的复发率达18%～70%,故术后应长期随访,并辅以其他巩固治疗方法,如抗癌药物膀胱灌注。

药物灌注:单纯抗癌药物灌注膀胱腔内局部化疗,临床上应用较广泛,但多应用于手术后的辅助治疗。其优点是局部药物浓度高、全身反应少、治疗痛苦小、操作方便。常用药物有:噻替哌、丝裂霉素、顺铂、卡铂、阿霉素、乙环氧甘醚等。

### 3. 浸润性膀胱癌的治疗

浸润性膀胱癌的治疗以膀胱全切术和膀胱重建术为主要方法,也可采用经尿道膀胱肿瘤切除术、膀胱部分切除术、综合治疗的方法,提高疗效。

经尿道膀胱肿瘤电切术:对低分级小肿瘤、侵犯浅肌层的膀胱癌或不适于膀胱全切术者适用,术后应辅以其他治疗方法。

膀胱部分切除术:浸润性膀胱癌在一定条件下也可做膀胱部分切除术,其适应证为单发无原位癌、不浸透膀胱浆肌层者;距离膀胱颈部较远,离三角区3 cm以上者;出血多、全身情况差,不能耐受膀胱全切术者;不愿接受膀胱全切术者。膀胱部分切除术的范围:在距离肿瘤边缘2 cm以上,如有原位癌的部位应视为瘤体处;输尿管在其范围内者,同时行输尿管膀胱再植术;肿瘤浸润较深或术中发现淋巴结肿大的膀胱癌,在膀胱部分切除术后,行淋巴结清扫;若癌肿所在的膀胱壁有腹膜覆盖,可连同腹膜一并切除,以免残留病变。膀胱部分切除术,创伤小,手术较简单,保留了膀胱功能,可经原尿道排尿并保留了性功能,患者易于接受此种手术方式,其5年生存率与膀胱全切术非常相近。主要缺点是术后复发率高,复发可造成膀胱癌分级、分期的进展。有报告称其局部复发率为38%～78%,其中约50%的复发出现在术后第1年,约2/3出现在术后第2年。

膀胱全切术与尿流改道:男性患者手术范围为切除整个膀胱,包括前列腺、精囊、受累及的输尿管下段,同时行尿流改道;女性则须切除整个膀胱及其覆盖的腹膜、全部尿道,同时行尿流改道。膀胱全切术的适应证:复发性膀胱癌,浸润深达肌层者;浸润癌伴有原位癌及腺性膀胱炎、膀胱黏膜白斑者;复发快,多次复发的浅表性膀胱癌且复发后分期及分级上升者;有膀胱颈部及膀胱三角区的浸润性癌;多发或巨大的膀胱癌;膀胱部分切除术后膀胱容量过小者;免疫学及肿瘤标志物检测提示高度恶性的膀胱癌。膀胱全切术5年生存率为25.6%～46.7%,平均约38.6%。

当膀胱癌行膀胱全切术或根治性膀胱全切术后,须行尿流改道或膀胱替代术,以延长生命并提高生存质量。

## 八、学术认识

廖润泉教授认为,西医治疗恶性肿瘤的方法有手术、放疗、化疗等,在治疗肿瘤的同时,给机体免疫功能造成了极大损害。而中医在治疗肿瘤的同时不忘提高机体免疫能力,调动自身免疫功能,提高机体抗癌肿的能力,这是中医学的精髓。所以应提倡中西医结合治疗,以提高机体免疫力,减轻手术及放疗、化疗的不良反应,提高患者的生存质量。临床常用的抗癌及增强免疫力的中药:党参、黄芪、人参、白术、灵芝、大蒜、薏苡仁、何首乌、五味子、枸杞等;对肿瘤细胞有直接杀伤或影响的药物:仙鹤草、冬凌草、蟾酥、龟甲、龙葵、白英、当归、党参、马钱子、斑蝥、郁金、蛇莓等;影响造血系统,提高红细胞及血红蛋白的药物:党参、何首乌、阿胶、西洋参、熟地黄、菟丝子、鹿茸、地骨皮、生地榆、土大黄、五灵脂、黄精、玉竹、龟甲、花生衣、红枣等。膀胱癌的中医药治疗近40年有了很大进展,尤其是近10余年,中医药现代化研究的大力开展,推动了膀胱癌防治研究的进程。但目前中医药治疗膀胱癌的研究还存在一些问题,如基础研究、基础性实验研究的深度和广度有待深入和展开。

## 九、病案分享

患者,女性,52岁,因"间歇性肉眼血尿6个月",于2008年5月6日就诊。

初诊:患者间歇性肉眼血尿,夹有血块,尿中有"腐肉",少腹坠胀疼痛,排尿不畅,精神纳眠欠佳,舌暗或有瘀斑,脉沉或弦涩。CT检查提示膀胱多发占位性病变。膀胱镜检查发现膀胱三角区及各壁散在性增生物,活检提示膀胱尿路上皮细胞癌。

西医治疗:给予行膀胱根治性全切术,切除范围包括盆腔淋巴结,整个膀胱、子宫及附件、尿道及部分阴道前壁。行双侧输尿管皮肤造瘘。术后病理学检查确诊为膀胱尿路上皮细胞癌、腺癌和鳞癌,三种不同病理学膀胱癌同时并存。

术后建议患者行化疗,患者因故拒绝,给予中药治疗。

中医辨证:瘀毒蕴结型。治则:祛瘀解毒,清热散结。方药:龙蛇羊泉汤加减。

白英 15 g,龙葵 15 g,蛇莓 15 g,半枝莲 15 g,土茯苓 30 g,苦参 15 g,黄柏 10 g,白茅根 30 g,莪术 10 g,当归 15 g,连翘 10 g,车前草 15 g,赤小豆 20 g,夏枯草 20 g,生薏苡仁 20 g,白花蛇舌草 20 g。

术后随访至今,未见局部复发及远处转移。

（吴栖岸）

# 第三节 前列腺癌

## 一、概 述

前列腺癌是男性生殖系统最常见的恶性肿瘤,其发病随年龄增长而增长,发病率有明显的地区差异,欧美地区较高。据报道在男性中其死亡率仅次于肺癌。我国以前前列腺癌发病率较低,但由于人口老龄化,近年来其发病率有所增加,同时由于对前列腺癌的诊断方法的不断改进,如酸性磷酸酶的放射免疫测定、前列腺液的乳酸脱氢酶的测定,经直肠的超声显像,CT 检查以及前列腺穿刺针改进等,使前列腺癌得以早期诊断。

## 二、中医病因病机

中医古籍中并未记载前列腺癌这一病名,但根据其发病特点及临床症状,可将其归为"淋证""癃闭""肾岩""尿血""癥瘕""积聚"等范畴。前列腺癌的病因可概括为虚、毒、瘀、湿四字,其中虚为内因,毒为诱因,瘀、湿既是病理产物又是重要的致病因素。前列腺癌是全身疾病的局部体现,其病机特点为本虚标实。

前列腺癌可谓是时代病,随着现代生活节奏的加快,饮食结构的改变,人们嗜食肥甘厚味燥烈之品,导致脾胃生热蕴湿,湿热下注膀胱;或纵欲过度、思欲不遂导致相火妄动,使得前列腺常处于充血状态,日久导致瘀血阻滞;加之外界邪毒乘虚而入,致使肾与膀胱气化失司,脏腑功能紊乱,导致湿热、瘀血、痰湿、癌毒内生,最终诱发前列腺癌。

前列腺癌后期病机复杂，表现出本虚标实的病机特点，正所谓"邪之所凑，其气必虚"，治疗应以"急则治其标，缓则治其本""治本为先，标本兼顾"为原则。

## 三、西医病因病理

### （一）病　因

前列腺癌的病因尚未查明，可能与遗传、环境、性激素等有关。如果家族中无患前列腺癌者的相对危险度为 1，绝对危险度为 8，则遗传型前列腺癌家族成员患前列腺癌的相对危险度为 5，绝对危险度为 35～45。前列腺分泌功能受睾酮调节，黄体生成素发挥间接作用。幼年阉割者从不发生前列腺癌。此外，前列腺癌的发病与性活动、饮食习惯有关，如性活动较多者患前列腺癌的风险增加，高脂肪饮食与发病也有一定关系。此外，前列腺癌的发病与种族、地区、宗教信仰可能有关。

### （二）病　理

前列腺癌 98% 为腺癌，常从前列腺萎缩的外周部分发生，大多数为多病灶。

前列腺癌转移途径有 3 种：①向附近组织或邻近器官浸润，首先侵及两侧叶，穿破被膜，至输精管壶腹、精囊、膀胱颈和后尿道；②淋巴转移，可至髂内外腹主动脉旁淋巴结等；③血行转移，最常见为骨盆、脊椎、股骨，有剧烈疼痛，可发生病理性骨折，也可转移至肝、肺、胸膜、肾上腺、脑等。

## 四、临床表现

前列腺癌早期常无症状，随着肿瘤的发展，当癌肿引起膀胱颈及后尿道梗阻时可出现症状，较少出现血尿，部分患者以转移症状就诊，表现为腰背痛、坐骨神经痛等。故对男性原发灶不明的转移癌，应排除前列腺癌。当前列腺癌侵及膀胱颈及后尿道，有尿道狭窄炎性症状，如尿频、尿急、尿痛、血尿和排尿困难。前列腺癌患者有慢性消耗症状，如消瘦、无力、贫血。

### （一）排尿障碍

排尿困难、尿流变细或尿流偏歪或尿流分叉，尿程延长、尿频、尿急、尿痛、尿意不尽感等,严重时尿滴沥及发生尿潴留。

### (二)疼 痛

腰部、骶部、臀部、髋部疼痛,尤以骨盆、坐骨神经痛为常见,且疼痛剧烈难忍。

### (三)转移症状

在前列腺癌患者中,转移很常见。约有 1/3 甚至 2/3 的患者在初次就医时就已有淋巴结转移,多发生在髂内、髂外、腰部、腹股沟等部位。可引起相应部位的淋巴结肿大及下肢肿胀。

### (四)全身症状

由于疼痛影响了饮食、睡眠和精神,经长期折磨,患者全身状况日渐虚弱,消瘦乏力,进行性贫血,恶病质或肾功能衰竭。

## 五、诊 断

临床诊断前列腺癌主要依靠直肠指检、血清前列腺特异性抗原(PSA)、经直肠前列腺超声和盆腔 MRI 检查,CT 检查对诊断早期前列腺癌的敏感性低于 MRI 检查。因前列腺癌骨转移率较高,在决定治疗方案前通常还要进行骨扫描检查。确诊前列腺癌需要通过前列腺穿刺活检进行病理学检查。

(1)直肠指检:发现坚硬结节,正确率达80%。

(2)经直肠穿刺或经会阴切开前列腺活检更为准确。

(3)血清酸性磷酸酶测定:可明显升高。

(4)B 超,同位素扫描:前列腺均有改变。

(5)X 线检查:尿道造影后尿道膀胱颈移位;脊椎、骨盆、股骨、胸骨 X 线摄影,见有转移性骨质破坏病灶。

前列腺癌的恶性程度可通过组织学分级进行评估,最常用的是 Gleason 评分系统。其依据前列腺癌组织中主要结构区和次要结构区的评分之和将前列腺癌的恶性程度划分为 2~10 分,分化最好的是 1 + 1 = 2 分,最差的是 5 + 5 = 10 分。

### 1. 前列腺癌的早期诊断

由于前列腺癌症状多出现于后期,早期并无症状,即使有不适,也不足以引起患者的重视,因此给早期诊断带来了困难。一旦临床上出现了明显症状,往往已属病变的晚期,预后不良。可见,早期发现前列腺癌显得十分重要。特别是对前列腺炎、前列腺肥大的患者,反复发作不愈,应注意病情变化,以防癌变。前列腺癌患者早期常会出现尿频及夜尿增多、排尿困难、尿流变细、尿程延长、尿痛及尿潴留等症状,与前列腺增生相同,因此很难据此诊断前列腺癌,主要依靠直肠指检诊断。

直肠指检在前列腺癌的早期诊断中极为重要,其准确率可达 50% ~ 70%。很多学者主张在前列腺癌高发地区,对中年以上男性定期进行直肠指检,以便使更多患者得到早期诊断及根治的机会。

必要时医师可采取经会阴、直肠穿刺,取活体组织检查,其诊断的正确率可达70% ~ 80%。还可经直肠按摩前列腺,收取前列腺液检查,其阳性率可达90%以上。值得提醒的是,尽管前列腺癌发生率不高,但它的症状酷似前列腺增生,若经治疗后,病情越发恶化,就要想到前列腺癌的可能,争取早期发现尽早诊断。

### 2. 前列腺癌的晚期诊断

(1)晚期前列腺癌主要表现为下尿路梗阻症状,或伴血尿及尿潴留。最突出的症状是疼痛,有骨转移时,骨盆区或腰骶部剧痛。体征主要表现为前列腺局部有硬结、肿块,其质地坚硬,失去正常弹性感而固定,腺体周围变硬,境界不清。

(2)X 线检查可见骨骼呈成骨性变化,骨质阴影密度增加,骨小梁消失。

(3)膀胱造影显示前列腺肿大,尿道口破坏或边缘不整齐。

(4)前列腺造影显示腺体破坏,腺管阻塞,形状不规则增大等。

(5)膀胱镜检查可以明确癌肿是否侵入尿道或膀胱。

(6)前列腺液癌细胞检查可获得阳性结果。

(7)活检可获得阳性结果。

(8)血清酸性磷酸酶、骨髓酸性磷酸酶及血清碱性磷酸酶测定,在骨转移时可升高。

## 六、治 疗

### （一）中医治疗

#### 1. 肾虚证

证候：血尿，兼见腰酸背痛，小便滑利，舌淡，苔白，脉细。

治法：滋阴补肾，扶正祛邪。

方药：六味地黄丸加减。

#### 2. 肝肾阴虚证

证候：排尿困难，尿流变细、排尿痛甚至放射至腰骶及下腹部，伴头晕耳鸣，腰膝酸软，口干心烦，舌红，少苔，脉细数。

治法：滋阴降火，滋补肝肾。

方药：知柏地黄丸加味。

#### 3. 脾肾亏虚证

证候：乏力，食少便溏，纳差，尿血，舌淡，苔少，脉细弱。

治法：健脾益肾。

方药：补中益气汤加味。

#### 4. 肺肾阴虚证

证候：乏力，排尿困难，尿血，自汗出，舌淡，苔少，脉细弱。

治法：滋水涵木，软坚散结。

方药：大补阴丸合消瘰丸。

#### 5. 湿热蕴结证

证候：小便不畅，尿道灼热，偶伴尿血、会阴部坠胀不适，大便不爽，舌红，苔黄腻，脉数。

治法：利湿解毒，清热凉血。

方药:八正散加味。

## 6. 瘀血阻滞证

证候:腰痛连及少腹、会阴部,尿痛,排尿不畅,舌紫暗,脉细涩。
治法:活血化瘀,散结通利。
方药:桃仁红花煎加减。

### (二)西医治疗

#### 1. 严密观察

根据美国的研究发现利用 PSA 筛查前列腺癌存在过度诊断和过度治疗的问题。为了改善此状况,2010 年美国国家综合癌症网络制定的《前列腺癌临床实践指南》中首次将严密观察而不是采取"积极治疗"作为经前列腺穿刺活检确诊为前列腺癌患者的选项之一。要求医师跟患者充分说明严密随访的危险和过度治疗的危害,由患者做出决定。可进行严密随访患者的基本条件:①活检检查显示为低危前列腺癌患者(T1 ~ T2a 期肿瘤,Gleason 评分 2 ~ 6 分,PSA <10 ng/mL,且预期寿命少于 10 年的患者);②极低危前列腺癌患者[T1a 期肿瘤,Gleason 评分≤6 分,PSA <10 ng/mL,穿刺活检 <3 针阳性且每针的癌组织≤50%、PSA 密度 <0. 15 ng/(mL·g),且预期寿命少于 20 年的患者]。严密观察方案是每 6 个月检查 1 次 PSA,每 12 个月做 1 次直肠指检。第 1 次前列腺穿刺活检后,特别是对于初次穿刺活检≥10 针阳性的患者,应在18 个月内再次穿刺活检。此外,应该对低危且预期寿命大于 10 年的患者进行重复穿刺活检,频率大约为每年 1 次。严密观察期间如发现疾病有进展倾向应采取相应的治疗方法。

#### 2. 早期前列腺癌的治疗

对于早期前列腺癌患者可采用根治性治疗方法,主要有放射性粒子植入、根治性前列腺切除术、根治性远距放疗。

放射性粒子植入的适应证应满足以下 3 个条件:①PSA <10 ng/mL;②Gleason 评分为 2 ~6 分;③临床分期为 T1 ~ T2a 期。

根治性前列腺切除术的适应证应满足以下 4 个条件:①PSA <20 ng/mL;②Gleason 评分≤7 分;③临床分期 T1 ~ T2c;④预期寿命≥10 年的患者。

根治性远距放疗适合于局限性前列腺癌患者。主要采用三维适形放疗和调强适形放疗等技术。此外,远距放疗还可用于根治性前列腺切除术后病理为 T3 ~ T4、精囊受侵、切缘阳性或术后 PSA 持续升高患者的辅助性治疗;也可用于晚期或转移性前列腺癌患者的姑息性治疗。

### 3. 中期前列腺癌的治疗

对于中期前列腺癌患者应采用综合治疗方法,如手术 + 放疗、内分泌治疗 + 放疗等。

对激素敏感型晚期前列腺癌患者以内分泌治疗为主。内分泌治疗的方法包括去势(手术去势或药物去势)或抗雄激素治疗(比鲁卡胺或氟他胺)或去势 + 抗雄激素治疗。手术去势或药物去势的疗效基本相同。但几乎所有患者最终都会发展为激素非依赖性前列腺癌或激素抵抗性前列腺癌。对去势抵抗性前列腺癌患者可采用二线内分泌治疗或新型内分泌治疗药物(阿比特龙、恩杂鲁胺等)。对激素抵抗性前列腺癌患者应持续保持去势状态,同时采用以多烯紫杉醇、米托蒽醌为基础的化疗。对于有骨转移的前列腺癌患者应联合骨保护剂(主要是双膦酸盐类药物)治疗,预防和降低骨相关事件、缓解骨痛、提高生活质量、提高生存率。远距放疗可改善局部骨痛。

目前,根据前列腺癌的分期,采用的治疗方案如下:

A1 期治前列腺增生时偶然发现的癌症,病变局限,多数分化良好,大部分患者病情稳定,发展缓慢,仅有 1% 左右可能死于癌症。由于预后良好,一般不主张立即行根治性前列腺切除术、放疗、内分泌治疗。可定期随访,行直肠指检和 B 超检查,测定血酸性磷酸酶。可配合中医治疗以控制其发展。

A1 期不做治疗者可能有 35% 的患者出现进展,因此应考虑行根治性前列腺切除术或放疗。

B1 期肿瘤多数分化较好,但在手术时发现有 5% ~20% 的患者已出现淋巴结转移,故应行根治性前列腺切除术,术后 15 年无癌生存率达 50% ~70%。

B2 期约有 50% 的患者肿瘤已侵犯精囊,同时有 25% ~35% 的病例有淋巴结转移,故应行根治性前列腺切除术和盆腔淋巴结清扫术、睾丸切除术、内分泌治疗、放疗等。B2 期术后 15 年无癌生存率为 25%。

C 期治疗尚无统一意见,因此时治疗比较困难,多数盆腔淋巴结已有转移。一般采用下列几种方法治疗:①对年老体弱、全身情况较差的患者,适合用扩大范围的远距放疗。②内分泌治疗(包括双睾丸切除术),经降级处理后,进行扩大范围的远距放疗及根治性前列腺切除术。

D 期以内分泌、化疗及免疫治疗为主,对 D0 期、D1 期可争取施行盆腔淋巴结清扫术,早期应用内分泌治疗可延长有肿瘤存活时间,5 年生存率为 30% 左右。

## 七、学术认识

廖润泉教授对前列腺癌的治疗极力主张中西医结合治疗,取中医、西医的长处。在中药治疗前列腺癌中,多重用黄芪、太子参。黄芪,性温,味甘,为补中益气之要药,具有补气升阳、益卫固表、利水消肿、托疮生肌等作用。现代药理学研究表明黄芪多糖是黄芪的主要成分之一,可以促进活化 B 细胞,使 B 细胞的增殖增快,增强人体的体液免疫和细胞免疫。黄芪对体外肿瘤细胞的临床试验也提示黄芪可诱导癌细胞凋亡,抑制肿瘤生长。太子参,性微温,味甘、微苦,入心、脾、肺经,具有补益脾肺、益气生津之功效。与同样具有补气生津作用的人参、党参、西洋参等相比,太子参在滋补方面的药力差得很远,但廖润泉教授认为太子参药性比较平稳,适合前列腺癌这种慢性患者长期大量服用,且太子参的不良反应也比人参、党参、西洋参等小得多,因此深受那些体虚而经受不住滋养药物峻补者的欢迎。廖润泉教授认为前列腺癌患者多脾胃虚弱,初用补剂,服用其他参种恐药力过大过猛,改用太子参则大可放心;又如前列腺癌患者证属气阴两虚者夏季服用补药,恐天气炎热夹杂药力引动内火,而太子参清补扶正,则不会有此弊害;气阴不足而又血压偏高之人使用太子参不仅可以改善症状,而且没有人参升高血压的弊端。故临床上廖润泉教授偏于对太子参的应用。半枝莲,性辛,味微苦,入肺、肝、肾经,全草入药,具有清热解毒、活血、消肿止痛、抗癌等作用。半枝莲富含维生素、微量元素及氨基酸等成分,具有较好的抗肿瘤作用。半枝莲的抗肿瘤作用与增强免疫力及抑制肿瘤细胞血管生成相关因子的表达有关。临床上应用半枝莲为中药合剂对肿瘤患者的症状改善及生存质量的改善均具有一定的效果。蛇莓,性寒,味甘、苦,入肺、肝、大肠经,功效清热解毒、散瘀消肿、凉血止血。现代药理研究表明蛇莓具有增强免疫力、抗菌等作用。炒白术,性温,味甘、苦,入脾、胃经,功效健脾益气、燥湿利水、止汗安胎。现代药理研究表明白术抗肿瘤的药理作用主要表现在降低肿瘤细胞的增殖率,降低肿瘤组织的侵袭性,提高机体的抗肿瘤反应能力,减少肿瘤细胞的细胞毒作用。体外药理研究表明白术可破坏肿瘤细胞的细胞学形态,使得肿瘤细胞凋亡和坏死,从而达到抗肿瘤的作用。由上可知,廖润泉教授临床所用药物多具有抗肿瘤和调节免疫力的双重功效,这充分体现了中医"扶正祛邪"的诊疗理念。针对晚期前列腺癌患者,临床主要采用药物、手术治疗控制患者病情。比鲁卡胺属于抗雄激素药物,亮丙瑞林是黄体生成素释放激素(人工合成),将这两种药物联合应用,可阻断雄激素,抑制前列腺癌细胞生长。前列腺癌患者在常规西药治疗的基础上采用中药治疗,可增强其机体免疫力,提高治疗有效率,降低疾病进展率。

## 八、病案分享

患者,男,52 岁,因"尿频、尿血 1 年",于 2012 年 1 月 5 日就诊。

初诊:患者于 2011 年 8 月因尿频、尿血在医院诊断为前列腺癌,进行化疗后PSA 稍下降。现尿频、尿血,伴胃胀痞满,食后尤甚,食欲欠佳,面色苍白,心烦,或有恶心、呕吐,口干咽燥,目涩,神疲乏力,头晕肢倦,手足心热,小便黄,大便干,舌红,苔少,舌边有齿印,脉细数。

诊断:前列腺癌(气阴两虚证)。

治则:补肾健脾,益气养阴。

中药拟方如下:莪术 12 g,土贝母 15 g,黄芪 30 g,生薏苡仁 30 g,猪苓 15 g,白花蛇舌草 30 g,黄精 30 g,太子参 18 g,炙黄芪 30 g,山药 15 g,玉竹 15 g,麦冬 15 g,石斛 18 g,荷叶 12 g,佛手 15 g,桔梗 15 g,炙甘草 9 g。

治疗 1 个月后,患者自诉症状明显缓解,3 个月后 PSA 恢复正常。

(刘红勤)

# 第四节　尿石症

## 一、概　述

尿石症是泌尿系统各部位结石病的总称，是泌尿系统的常见病。根据结石所在部位的不同，分为肾结石、输尿管结石、膀胱结石、尿道结石。本病的形成与环境因素、全身性病变及泌尿系统疾病有密切关系。其典型临床表现可见腰腹绞痛、血尿，或伴有尿频、尿急、尿痛等泌尿系统梗阻和感染的症状。

尿石症分为上尿路结石与下尿路结石，其形成机制、病因、结石成分和流行病学有显著差异。上尿路结石大多数为草酸钙结石，膀胱结石中磷酸镁铵结石较上尿路多见，虽然部分肾结石有明确的原因，如甲状旁腺功能亢进、肾小管酸中毒、海绵肾、痛风、异物、长期卧床、梗阻和感染等，但大多数钙结石的形成原因目前仍不能完全解释。成核作用、结石基质和晶体抑制物质学说是结石形成的 3 种最基本学说。根据上尿路结石形成机制的不同，有人将其分为与代谢性结石和感染性结石。代谢性结石是由代谢紊乱所致，如甲状旁腺功能亢进，各种原因引起的高钙尿症、高尿酸尿症和高草酸尿症等。高浓度化学成分损害肾小管，使尿中基质物质增多，盐类析出，形成结石。感染性结石是由于产生尿素酶的细菌分解尿液中的尿素产生氨，使尿液碱化，尿中磷酸盐及尿酸铵等处于相对过饱和的状态，发生沉积所致。同时，细菌、感染产物及坏死组织亦为形成结石之核心。

中医学历代的医书中都有对尿石症的记载，对尿石症的病因和症状都有深刻的描述，在治疗上积累了丰富的经验。《黄帝内经》认为其属于"砂淋""石淋""血淋"范畴，还散见于"癃闭""腰痛"等中。《中藏经》把淋分为数种，详细地描述了排石症状、结石的大小和颜色及结石形成的机制。《诸病源候论》按中医五行脏腑学说将病因归纳成"肾虚膀胱热"，以后的医家长期沿用了这一理论。《医学正传》中首先提出饮食与石淋的关系，其指出的膏粱之味、湿热之物等，与现代所认识的糖类、酒类、肉类对结石形成的关系颇为一致。

中西医结合对尿石症的临床、科研做出了巨大的贡献。20 世纪 50 年代末始，有志的西医医师认真学习中医理论,中医、西医医师相互学习,在临床实践、教学和科研中相辅相成,建立了一支强大的中西医结合队伍,开展了中西医结合治疗尿石症的研究,推动了全国中西医结合治疗尿石症的深入开展。

近年来,随着尿石症病因研究的深入,结石的代谢危险因素越来越为泌尿外科工作者所重视,体外冲击波碎石术、经皮肾镜取石术、输尿管肾镜取石术、腹腔镜取石术的陆续出现,使泌尿系统结石的治疗逐渐向微创方向发展。此外,结石复发的预防工作已经成为泌尿外科工作者关注的重点。廖润泉教授在贵州省是最早开展泌尿系统微创治疗和预防结石复发工作的。

## 二、中医病因病机

古代医家对尿石症病因病机的描述颇为丰富,尿石症属"砂淋""石淋""血淋""腰痛"等范畴。《诸病源候论·淋病诸候》提出:"诸淋者,由肾虚而膀胱热故也。肾虚则小便数,膀胱热则水下涩,数而且涩,则淋漓不宣,故谓之为淋,石淋者,肾主水,水结则化为石,故肾客砂石,肾虚为热所乘。"《景岳全书》中将尿石症更全面地归纳为外因(湿热的气候)和内因(饮食不节)共同作用的结果,而且指出内因更重要,这与现代医学关于尿石症流行病学提出的环境因素及饮食结构学说相类似。唐代孙思邈在《备急千金要方》中提出所谓"延年益寿"的丹药可造成下焦湿热,易形成或助长结石,特别是体质素热者,更易患结石病。现代中医学家认为尿石症多由肾虚和下焦湿热引起,病位在肾、膀胱和溺窍,以肾虚为本,湿热为标。肾虚则膀胱气化不利,导致尿液生成与排泄失常,加之摄生不慎,感受湿热之邪,或饮食不节,嗜食辛辣肥甘醇酒之品,导致湿热内生,蕴结膀胱,煎熬尿液,结为砂石;湿热蕴结,气机不利,结石梗阻,不通则痛,热伤血络,则引起血尿。

## 三、西医病因病理

### (一)病　因

尿中形成结石晶体的盐类呈过饱和状态,且尿中抑制晶体形成的物质的不足和核基质的存在,是形成结石的主要因素。

1. 流行病学因素

包括年龄、性别、职业、社会经济地位、饮食成分和结构、水分摄入量、气候、代谢和遗传等因素。上尿路结石好发于 20~50 岁，男性多于女性。男性发病年龄高峰为 35 岁。女性有两个发病年龄高峰，30 岁及 55 岁。实验证明，饮食中动物蛋白、精制糖增多，纤维素减少，可促进上尿路结石形成；而大量饮水使尿液稀释，能减少尿中晶体形成。相对高温环境及活动减少等亦为影响因素，但职业、气候等不是单一决定因素。

2. 尿液因素

(1) 形成结石的物质排出过多：尿液中钙、草酸、尿酸排出量增加。长期卧床，甲状旁腺功能亢进，特发性高钙尿症，其他代谢异常及肾小管酸中毒等，均可使尿钙排出增加。痛风、尿持续酸性、慢性腹泻及噻嗪类利尿剂均可使尿酸排出增加，内源性合成草酸增加或肠道吸收草酸增加，可引起高草酸尿症。

(2) 尿 pH 值变化：如酸性尿液中多为尿酸盐和胱氨酸结石，碱性尿液中多为磷酸盐和碳酸盐结石。

(3) 尿量减少，使盐类和有机物质的浓度增高。

(4) 尿中抑制晶体形成物质含量减少，如枸橼酸、焦磷酸盐、镁、酸性黏多糖、某些微量元素等。

3. 解剖结构异常

如尿路畸形狭窄，易致晶体等在引流较差的部位沉积而形成结石；尿液滞留继发尿路感染，有利于结石形成。

4. 尿路感染

菌落、脓块、坏死组织，均可构成结石核心，改变尿液的 pH 值，从而形成所谓的"感染性结石"，如磷酸钙和磷酸镁铵结石。

5. 异　物

尿路中异物可成为结石的核心而逐渐形成结石，一般常见的是患者自己或他人经尿道放入膀胱的异物，如细塑料管、草茎、缝衣针等。长期留置于膀胱内的导尿管或出耻骨上膀胱造瘘管,如不及时更换,也可继发结石。

## (二)病　理

尿石症引起的主要病理变化是梗阻、损伤和感染。

### 1.梗　阻

结石在各个部位都能造成梗阻,尤其是输尿管结石。如系部分梗阻,在结石梗阻以上将发生进行性加重的肾或(和)输尿管积水。如梗阻不解除,则输尿管管壁将扩张变薄,肾实质萎缩甚或呈囊状改变。如一开始即形成完全梗阻,患肾将很快失去功能,但若能及时解除梗阻,肾功能有可能逐渐恢复。若双侧完全梗阻可造成无尿,引起急性肾功能衰竭,危及患者生命。膀胱结石间歇地或持续地阻塞在尿道内口可引起膀胱壁增厚,形成小梁,导致输尿管及肾积水。

### 2.损　伤

结石移动,可引起尿路黏膜充血、水肿,甚至破溃、出血。除此之外,较大或表面粗糙的结石长期停留于某个部位还会造成局部黏膜的增生,移行上皮长期受结石的刺激,可发生鳞状上皮变性,最后引起鳞状上皮癌。

### 3.感　染

结石合并感染时,感染多是进行性的,在结石除去之前,感染很难控制,且容易发展为慢性。如肾盂输尿管连接部或输尿管因结石而发生梗阻时,结石合并感染可发生肾盂肾炎、肾积脓、肾周围炎。一般无积水的结石感染为肾盂肾炎,有积水的结石感染可发展为肾积脓。

结石可损伤尿路黏膜导致出血、感染。在有梗阻时更易发生感染,感染与梗阻又可促使结石迅速长大或再形成新的结石,三者互为因果,易形成恶性循环,即结石引起梗阻,梗阻引起感染,感染又导致结石。

## (三)结石的病理类型

大多数尿结石的晶体成分为混合性,单一成分者较少,主要有以下几种。

### 1.草酸盐结石

棕褐色,质坚硬,表面粗糙有刺,呈桑葚形,切面呈环形层状。容易损伤尿路黏膜引起血尿。其在碱性尿中形成,可以是单纯的草酸钙结石,但多数为草酸钙和磷酸钙混合性结石。

### 2. 磷酸铵镁结石

灰白色,表面光滑或有颗粒,质硬或松脆易碎。在肾盂、肾盏内可形成鹿角形结石。切面常见有核心(为细菌或脱落上皮等),呈同心性层状结构。其在碱性尿中形成,常与碳酸盐混合。

### 3. 尿酸盐结石

黄色或褐色,表面光滑,质硬,圆形或卵圆形,常形成多数小结石,在酸性尿中形成。尿酸盐结石可为单纯性或与草酸钙、磷酸钙等形成混合结石。单纯尿酸结石 X 线可透过且常不显影,混合结石 X 线不透过而显影。

### 4. 胱氨酸结石

黄白色,光滑,外观蜡样,X 线能透过,不易显影。其在酸性尿中形成。

## 四、临床表现

### (一)上尿路结石

上尿路结石也被称为肾和输尿管结石,主要症状是疼痛和血尿。其程度与结石部位、大小、活动与否及有无损伤、感染、梗阻等有关。

### 1. 疼 痛

肾结石可引起肾区疼痛伴肋脊角叩击痛;肾盂内大结石及肾盏结石可无明显临床症状,活动后出现上腹或腹部钝痛;输尿管结石可引起肾绞痛,常见于结石活动并引起输尿管梗阻的情况。

上尿路结石引起的疼痛的典型表现为:疼痛剧烈难忍,阵发性发作,位于腰部或上腹部,并沿输尿管行进,放射至同侧腹股沟,还可累及同侧睾丸或阴唇。结石在中段输尿管时,疼痛放射至中下腹部;结石在输尿管膀胱壁段时,可伴有膀胱刺激征(尿频、尿急、尿痛三者同时出现);结石在输尿管口时,可有尿道和阴茎头放射痛。

### 2.血 尿

通常患者都有肉眼或镜下血尿,镜下血尿更为常见,有时活动后镜下血尿是上尿路结石的唯一临床表现。当然不是所有结石患者都有血尿(如果结石引起尿路完全性梗阻或固定不动,如肾盏小结石,则可能没有血尿)。

### 3.恶心、呕吐

输尿管结石引起尿路完全梗阻时,输尿管管腔内压力增高,管壁局部扩张、痉挛和缺血。由于输尿管与肠由共同的神经支配而导致恶心、呕吐。

### 4.膀胱刺激征

结石伴感染或输尿管膀胱壁段结石时,可有膀胱刺激征。

### 5.并发症表现

急性肾盂肾炎或肾积脓:其继发症状有畏寒、发热、寒战等全身症状。

肾积水:梗阻所致,可在上腹部扪及增大的肾。

尿毒症:双侧上尿路结石引起双侧尿路完全梗阻或孤立肾上尿路完全梗阻时,可导致无尿,出现尿毒症。

小儿上尿路结石以尿路感染为重要表现,更应予以注意。

### (二)膀胱结石

原发性膀胱结石多发生于男孩,与营养不良和低蛋白饮食有关,其发生率在我国已明显降低。继发性膀胱结石常见于良性前列腺增生,膀胱憩室,神经源性膀胱,异物或肾、输尿管结石排入膀胱。

膀胱结石的典型症状为排尿突然中断,疼痛放射至远端尿道及阴茎头,伴有排尿困难及膀胱刺激症状。小儿常用手搓拉阴茎,跑跳或改变排尿姿势后,使疼痛缓解以继续排尿。由于排尿费力,腹压增加,可并发脱肛。常有终末血尿,并发感染时,膀胱刺激征症状加重并有脓尿。若结石位于膀胱憩室内,仅表现为尿路感染。

### (三)尿道结石

主要表现为排尿困难,排尿费力,可呈滴沥状,有时出现尿流中断及尿潴留。

排尿有时有明显的疼痛,男性还可放射至阴茎头。后尿道结石有会阴疼痛,男性还可有阴囊部疼痛。阴茎部结石在疼痛部位可摸到肿物,用力排尿时可将结石排出;完全梗阻时则发生急性尿潴留。并发感染者尿道有脓性分泌物。女性尿道憩室结石主要表现为下尿路感染症状,以尿频、排尿痛、夜尿多、脓尿及血尿、性交痛为突出的症状,有时有尿道排脓。男性尿道憩室结石除尿道有分泌物及尿痛外,在阴茎下方还可出现一逐渐增大且较硬的肿物,有明显压痛但无排尿梗阻症状。

## 五、诊　断

### (一)上尿路结石

#### 1.病史和体检

(1)病史:与活动有关的疼痛和血尿,尤其是典型的肾绞痛,有助于确立结石的诊断。

(2)体格检查:主要是排除其他可引起腹部疼痛的疾病,如急性阑尾炎、异位妊娠、卵巢囊肿扭转、急性胆囊炎、胆石症、肾盂肾炎等。疼痛发作时可有肾区叩击痛。

#### 2.实验室检查

尿常规能见到肉眼或镜下血尿。伴感染时有脓尿,有时可发现晶体尿。感染性尿路结石患者尿细菌培养呈阳性。当临床怀疑患者尿路结石与代谢状态有关时,应测定血和尿的钙、磷、尿酸、草酸浓度等,必要时做钙负荷试验。此外,应做肾功能测定。

#### 3.影像学检查

(1)B超:能显示结石的特殊影,能评价肾积水引起的肾包块或肾实质萎缩等,可发现泌尿系统 X 线摄影不能显示的小结石和 X 线检查透光的结石。对造影剂过敏者、孕妇、无尿者或肾功能不全者,不能做静脉尿路造影,则 B 超可作为诊断方法。此外,可用于指引经皮介入肾造口术或指引经皮肾镜诊断和治疗的路径。

(2)X 线检查:目的是确定结石的存在、特点及解剖形态,确定是否需要治疗,确定合适的治疗方法。①泌尿系统 X 线摄影能发现 95% 以上的结石。结石过小或钙化程度不高、纯粹的尿酸结石及基质结石,则不显示。②静脉尿路造影:可以评价结石所致的肾结构和功能改变,有无引起结石的尿路异常如先天性畸形等。若有充盈缺损,则提示有 X 线透光的尿酸结石可能。③逆行肾盂造影:在其他方法不能确定结石的部位或结石以下尿路病情不明时被采用。④CT 检查:能发现以上检查不能显示的或较小的输尿管中段、下段结石,有助于鉴别不透光的结石、肿瘤、血凝块等,以及了解有无肾畸形。逆行肾盂造影与 CT 很少用于初始诊断阶段。

(3)放射性核素肾显像:评价治疗前受损的肾功能和治疗后肾功能恢复状况;确定双侧尿路梗阻患者功能较好的肾。

(4)内镜检查:包括肾镜、输尿管镜和膀胱镜检查。通常在泌尿系统 X 线摄影未显示结石,静脉尿路造影有充盈缺损而不能确诊时,借助于内镜检查可以明确诊断和进行治疗。

### (二)膀胱结石

根据典型症状常可作出初步诊断,还应注意病因学诊断。较大的膀胱结石可通过直肠指检,以及能显示结石影的 B 超诊断,可同时发现前列腺增生等,为无创伤性检查。腹部平片能显示绝大多数结石。经尿道插入金属探子有触及结石的感觉,但只能在成人应用,小儿因不能合作有损伤尿道的危险。膀胱镜检查是诊断膀胱结石最可靠的方法,不论结石是否 X 线透光均可查知,且可查清结石的具体特征,并可发现有无其他病变,如前列腺增生、膀胱憩室、炎症改变及癌变等。

### (三)尿道结石

前尿道结石可沿着尿道触及,后尿道结石经直肠指检可触及。B 超和 X 线检查有助于明确诊断。

## 六、治 疗

### (一)中医治疗

#### 1. 湿热蕴结证

证候:腰痛或小腹痛,或尿流突然中断,尿频,尿急,尿痛,小便混赤,或为血尿,口干欲饮,舌红,苔黄腻,脉弦数。

治法:清热利湿,通淋排石。

方药:三金排石汤加减。

### 2. 气血瘀滞证

证候:发病急骤,腰腹胀痛或绞痛,疼痛向外阴部放射,尿频,尿急,尿黄或赤,舌暗红或有瘀斑,脉弦或弦数。

治法:理气活血,通淋排石。

方药:金铃子散合石韦散加减。

### 3. 肾气不足证

证候:结石日久,留滞不去,腰部胀痛,时发时止,遇劳加重,疲乏无力,尿少或频数不爽,或面部轻度浮肿,舌淡,苔薄,脉细无力。

治法:补肾益气,通淋排石。

方药:济生肾气丸加减。

加减:可酌加黄芪、金钱草、海金沙、鸡内金、丹参、穿山甲等。

### (二)西医治疗

#### 1. 上尿路结石

由于上尿路结石复杂多变,结石的性质、形态、大小、部位不同,泌尿道局部各异,患者个体差异等因素,治疗方法选择及预计疗效存在很大的不同,有的仅多饮水就能自行排出结石,有的采用开放手术也未必能取尽结石。因此,对上尿路结石的治疗必须实施患者个体化治疗,有时需要综合各种治疗方法。

(1)病因治疗。少数患者能找到形成结石的病因,如甲状旁腺瘤,只要切除腺瘤,原有的尿路结石会自行溶解、消失;尿路梗阻,只要解除梗阻,可以避免结石复发。

(2)药物治疗。根据已排出的结石或经手术取出的结石所做的结石成分分析,决定药物治疗方案。尿酸结石因是体内嘌呤代谢紊乱的产物,可行碱化尿液治疗,如口服别嘌呤醇、枸橼酸钾及饮食调节等,效果较好。胱氨酸结石治疗需碱化尿液,使尿 pH 值 >7.8,同时应大量饮水。感染性结石在祛除结石后,需控制感染,根据细菌培养和药敏试验选用抗菌药物,同时口服氯化铵使尿酸化,亦有利于防止感染性结石生长;限制食物中磷酸的摄入,应用氢氧化铝凝胶限制肠道对磷酸的吸收,有预防结石形成的作用。在所有药物治疗结石的过程中,还需增加液体摄入量,包括大量饮水,每日饮水量大于 2000 mL,以增加尿量。

随着现代科技的发展,上尿路结石的治疗方法发生了很大变化,由之前的传统开放手术发展到现代的体外冲击波碎石术、经皮肾镜取石术、经输尿管镜碎石术、腹腔镜输尿管切开取石术等微创疗法,与开放手术相比,有碎石效果满意、对人体损伤小、术后恢复快、住院时间短等优点。因肾结石和输尿管结石部位有差别,故上述治疗方法有一定的差异。必须告知患者及其家属手术主要是为了解除梗阻和结石对肾功能的损害,结石残留在术前是难以预料的,无意义的残余结石可定期复查。

### 2. 肾结石

肾结石治疗方法的选择主要根据结石的大小、位置、成分及有无伴随的泌尿系统解剖异常等因素综合考虑。

(1)体外冲击波碎石术:因体外冲击波碎石术具有创伤小、并发症少、不需要麻醉等优点,成为目前治疗直径≤2.0 cm 或表面积≤300 mm$^2$ 的肾结石的标准方法。对于体积较大的结石,体外冲击波碎石术虽然可成功碎石,但采用经皮肾镜取石术更为有效快捷。体外冲击波碎石术治疗巨大肾结石的不足之处是需要反复多次治疗,并且治疗后容易发生结石碎片的残留,因此一定要慎重选用。体外冲击波碎石术的疗效除了与结石的大小有关外,还与结石的位置、成分及解剖形态有关,一般推荐体外冲击波碎石术治疗次数不超过 5 次(具体情况依据所使用的碎石机而定),否则,应选择经皮肾镜取石术;每次行体外冲击波碎石术间隔的时间以 2 ~ 4 周为宜。体外冲击波碎石术因受各种条件限制,其碎石效果可能差异很大,有时并不能达到满意的疗效。

(2)经皮肾镜取石术:适用于所有需开放手术干预的肾结石,包括完全性和不完全性鹿角结石、结石直径≥2.0 cm 的肾结石、有症状的肾盏或肾盏憩室内结石、体外冲击波碎石术难以粉碎及治疗失败的结石;也适用于输尿管上段在第 4 腰椎以上、梗阻较重或直径 >1.5 cm 的大结石;或因息肉包裹及输尿管迂曲、体外冲击波碎石术无效或输尿管置镜失败的输尿管结石;特殊类型的肾结石,包括小儿肾结石梗阻明显、肥胖患者的肾结石、肾结石合并肾盂输尿管连接部梗阻或输尿管狭窄、孤立肾合并结石梗阻、马蹄肾合并结石梗阻、移植肾合并结石梗阻,以及无积水的肾结石等。虽然经皮肾镜取石术相比体外冲击波碎石术而言有较高的风险,但经皮肾镜取石术的碎石效果通常令人满意,且根据多年临床资料分析,手术风险大小除与患者生理解剖有关外,更重要的是取决于术者的专业技术与临床经验。

(3)经输尿管镜碎石术:其损伤介于体外冲击波碎石术和经皮肾镜取石术之间,配合钬激光技术治疗直径<2.0 cm的肾结石和肾盏憩室结石可取得良好效果。其适应证有体外冲击波碎石术定位困难、透力射线肾结石;体外冲击波碎石术术后残留的肾下盏结石;嵌顿性肾下盏结石,体外冲击波碎石术治疗效果不好;极度肥胖、严重脊柱畸形,建议经皮肾镜取石术通道困难;结石坚硬,如一水草酸钙结石、胱氨酸结石等。

(4)其他手术:开放手术、腹腔镜输尿管切开取石术。随着腔镜设备的改进及临床经验的不断积累,临床上大多数肾结石都可以通过微创手术处理且达到满意的疗效。开放手术仅用于体外冲击波碎石术和经输尿管镜碎石术取石治疗失败的情况下。此外,开放手术还可应用于经输尿管镜碎石术或体外冲击波碎石术存在禁忌证的情况下。

### 3.输尿管结石

一般情况下,输尿管结石的大小对于选择治疗方法有重要的参考价值。直径<1.0 cm的输尿管结石临床上均存在自行排石的可能性。直径<0.4 cm的结石,绝大部分能自行排出,而直径≥0.6 cm的结石首选药物排石治疗。直径0.7~1.0 cm的结石随着结石直径的增加,药物排石的可能性降低,应视结石形状及梗阻程度决定选择药物排石还是外科干预。直径>1.0 cm的结石,首选外科干预。

目前治疗输尿管结石的方法有体外冲击波碎石术、经输尿管镜碎石术、腹腔镜输尿管切开取石术、溶石治疗和药物治疗。绝大部分输尿管结石通过体外冲击波碎石术和经输尿管镜碎石术治疗后均可取得满意的疗效。

(1)体外冲击波碎石术:结石直径<1.0 cm时可根据患者的具体情况选择体外冲击波碎石术治疗。相对于经输尿管镜碎石术而言,体外冲击波碎石术虽然拥有微创、无须麻醉等优点,但其再次治疗的可能性较大,且由于输尿管结石在尿路管腔内往往处于相对嵌顿的状态,周围缺少一个有利于结石粉碎的液体环境,与同等大小的肾结石相比,粉碎的难度较大。因此,体外冲击波碎石术治疗输尿管结石通常需要较高的冲击波能量和更多的冲击次数。

(2)经输尿管镜碎石术:20世纪80年代输尿管镜应用于临床以来,输尿管结石的治疗发生了根本性的变化。新型小口径硬性、半硬性和软性输尿管镜的应用,与新型碎石设备(如超声碎石、液电碎石、气压弹道碎石和激光碎石)的广泛结合,极大地提高了输尿管结石微创治疗的成功率。

### 4.膀胱结石

膀胱结石的处理原则:一是取出结石;二是纠正形成结石的原因。膀胱结石的治疗方法包括腔内手术、体外冲击波碎石术和开放手术。

(1)腔内手术:经尿道、膀胱的腔内治疗是膀胱结石的主要治疗方法,可以同时处理下尿路梗阻病变、尿道狭窄、前列腺增生等。常用的方法有:经尿道钬激光碎石取石术、经尿道超声碎石取石术、经尿道气压弹道碎石取石术等。

(2)开放手术:耻骨上膀胱切开取石术不是膀胱结石的首选治疗方法。其治疗的相对适应证:①结石合并肿瘤;②结石合并较大的膀胱憩室;③巨大结石(直径3.0 cm以上的膀胱结石),长时间的经尿道腔内治疗,容易损伤尿道,并发尿道损伤或尿道狭窄;④继发尿道狭窄或严重前列腺增生,腔内手术无法处理。

### 5.尿道结石

尿道结石的治疗应根据结石的位置选择适当的方法,不同部位结石采用的方法不同。

结石位于尿道舟状窝,可向尿道内注入无菌液体石蜡,然后将结石推挤出尿道口,或者用血管钳经尿道口伸入将结石取出。

前尿道结石在阴茎根部阻滞麻醉下,压迫结石近端尿道,阻止结石后退,注入无菌液体石蜡,再轻轻向尿道远端推挤,勾取或钳出;取出有困难时可选择经输尿管镜碎石术后取出。处理切忌粗暴,尽量不做尿道切开取石,以免尿道狭窄。

后尿道结石可用尿道探条将结石轻轻地推入膀胱,再按膀胱结石处理。

## 七、学术认识

廖润泉教授对尿石症的治疗极力主张中西医结合治疗,取中医、西医的长处,帮助结石排出,同时减少结石对患者所产生的危害,并根据不同患者结石的成分组成,制订个性化的结石预防方案。廖润泉教授认为根据中医、西医现有的治疗手段,治疗方法不外4种,即:"排""溶""碎""取"。不论选择何种治疗,最终都要应用"药",而药物的功效、对证、减少不良反应则是廖润泉教授用药的准则,同时在此基础上充分发挥中医思想指导西医用药。如对尿石症选择中西医结合"排"的治疗。中药处方用八正散、石苇散、六一散合方加减以排石,对热甚者,加栀子、黄柏;尿血者,加茜草、大蓟、小蓟;痛甚者,加延胡索。利用大量通淋排石之品,可以增加尿量,冲刷尿路。现代中药药理研究表明通淋药物大多还具有增强输尿管蠕动、增加肾盂压力、扩张输尿管的作用,这无疑有助于结石的排出。西药用黄体酮、且维生素 K 缓解平滑肌痉挛,扩张输尿管,维生素 K 还可起止血作用。针对最易导致泌尿系统结石的草酸盐、尿酸盐之"病因",可口服维生素 $B_6$ 以降低尿中草酸盐的含量;而对于尿酸盐结石,则加用碳酸氢钠口服或静脉滴注,以碱化尿液,改变内环境,促进结石的溶解;对血尿酸高者,则加服别嘌呤醇,直至血尿酸得以控制在正常范围,以消除结石的成因,达到病因治疗的目的。

## 八、病案分享

患者,男,30岁。因"左肾绞痛并血尿1天"就诊。

一般情况良好,舌红,苔黄腻,脉弦数。B 超见左肾结石,直径约8 mm。尿常规:红细胞(＋＋＋＋)。肾功能:尿酸 450 μmol/L。

诊断:左肾结石、高尿酸血症。

入院后,以利水通淋、缓急止痛和止血的中药内服;同时进行针灸治疗,疼痛迅速缓解,血尿明显减轻。次日,疼痛部位下移至左下腹部,疼痛发作仍频繁,虽继续中药和针灸治疗,但无显著改善。B 超复查,发现结石光团下降至髂血管处,继续治疗观察1天,症状没有改善,结石没有下移。即用膀胱镜做输尿管逆行插管,发现右侧输尿管畅通,左侧输尿管在髂血管处受阻,逆行造影发现:造影剂在髂血管处形成与结石大小相同的透光负影,造影剂受阻不能上行。

即经输尿管导管注入利多卡因及液体石蜡,退出导管后,根据中医辨证(湿热蕴结证),给予排石汤加减,加大利水通淋和缓急止痛中药剂量。当天下午,患者顺利排出结石。

排石汤:金钱草20 g,车前草15 g,海金沙10 g,冬葵子12 g,萹蓄12 g,瞿麦10 g,茅根15 g,滑石15 g,白芍15 g,甘草10 g。加减化裁:肾绞痛,加延胡索12 g,白芷12 g,加大白芍用量至30 g;血尿,加仙鹤草15 g,紫珠草15 g,石苇12 g;感染,加黄柏15 g,栀子12 g,地榆12 g;粘连,加丹参15 g,川芎12 g,桃仁12 g,红花10 g;肾功能减退,加生地黄12 g,知母10 g,菟丝子12 g,山萸肉12 g,补骨脂12 g,女贞子12 g。

经结石成分分析为尿酸结晶。患者出院时,嘱定期复查血尿酸,少进食含尿酸高的食物(如动物内脏及海鲜),多饮水等,以预防尿石症复发。

利水通淋、缓急止痛的中药如五苓散、八正散和芍药甘草汤等,被广泛用于治疗尿石症,疗效还是很好的。

(何金军)

# 第五节　前列腺增生

## 一、概　述

前列腺增生,又称前列腺良性肥大。本病是引起老年男性排尿障碍最为常见的一种良性疾病。前列腺增生是中老年男性常见疾病之一,随全球人口老年化,发病人数日渐增多。前列腺增生的发病率随年龄递增,但有增生病变时不一定有临床症状。有症状时通常表现为尿频、尿急、夜尿增加和排尿费力,并能导致泌尿系统感染、膀胱结石和血尿等并发症,对老年男性的生活质量产生严重影响。

前列腺增生以老年男性患者多见,发病年龄大都在50岁以后,大多数70岁以上的老年男性都有不同程度的前列腺增生。目前对该病的发病机理还不甚了解,一般认为前列腺增生与体内雄激素及雌激素的平衡失调关系密切,此外还与感染、炎症、遗传及生活习惯等多种因素相关。

## 二、中医病因病机

常见病因为年老肾气渐衰,中气虚弱,痰瘀互结水道,三焦气化失司。肺主治节,为水之上源,通调水道,下输膀胱,若肺气失宣不能输布,则影响水道通调,以致尿闭或尿出不畅。脾失健运,湿热下注膀胱,壅滞气机,气化失常,尿不能正常渗泄,故发生尿闭或排尿滞涩。或脾气虚弱,中气不足,不能收摄,膀胱失于约束,故发生遗尿、失禁。老年肾气渐衰,阴阳容易失调,如真阴不足,相火偏亢,膀胱水液不利,则排尿频数,滞涩不爽;如肾阳虚衰,下元虚惫,固摄无权,则发尿失禁或小便频数,淋漓不尽。或因长年负重劳伤,或房劳竭力,或过食辛辣,瘀结膀胱,久成症块,阻塞水道,导致尿液排出受阻,终发癃闭。

## 三、西医病因病理

### (一)病　因

有关前列腺增生发病机制的研究很多,但至今病因仍未十分清楚。目前一致公认老龄和有功能的睾丸是前列腺增生发病的两个重要因素,二者缺一不可,所以前列腺增生的治疗手段包括手术切除睾丸,或药物造成睾丸无功能等。随着年龄增大,前列腺也随之增生,男性在 35 岁以后前列腺可有不同程度的增生,多在 50岁以后出现临床症状。前列腺的正常发育有赖于雄激素,青春期切除睾丸,前列腺即不发育,老年后也不会发生前列腺增生。随着年龄增长,体内性激素平衡失调及性激素的协同效应等,可能是前列腺增生的重要病因。

### (二)病　理

前列腺增生开始于围绕尿道精阜的腺体,这部分腺体称为移行带,未增生之前仅仅占前列腺组织的 5%。前列腺其余腺体由中央带(占 25%)和外周带(70%)组成,中央带似楔形包绕射精管,外周带组成了前列腺的背侧及外侧部分。

前列腺增生主要发生于前列腺尿道周围移行带,增生组织呈多发结节,并逐渐增大。增生的腺体将外周的腺体挤压萎缩形成前列腺外科包膜,与增生腺体有明显界限,容易分离。增生腺体凸向后尿道,使得前列腺尿道伸长、弯曲、受压变窄,尿道阻力增加,引起排尿困难。此外,前列腺内尤其是围绕膀胱颈的平滑肌内含有丰富的 α 肾上腺素能受体,这些受体的激活使该处平滑肌收缩,可明显增加前列腺尿道的阻力。

前列腺增生及 α 肾上腺素能受体兴奋导致后尿道平滑肌收缩,造成膀胱出口梗阻,为了克服排尿阻力,逼尿肌增强其收缩能力并逐渐代偿性肥大。如膀胱容量较小,逼尿肌顺应性变差,出现逼尿肌不禁,可造成输尿管尿液排出阻力增大,引起上尿路扩张、积水。如梗阻长期未能解除,逼尿肌萎缩,失去代偿能力,收缩力减弱,导致膀胱不能排空而出现残余尿。随着残余尿量增加,膀胱壁变薄,膀胱无张力扩大,可出现充盈性尿失禁或无症状慢性尿潴留,尿液反流引起上尿路积水及肾功能损害。梗阻引起膀胱尿潴留,还可继发感染和结石形成。

## 四、临床表现

前列腺增生早期由于代偿作用,症状不典型,但随着下尿路梗阻加重,症状逐渐明显,此时临床症状包括储尿期症状、排尿期症状及排尿后症状。由于本病病程进展缓慢,故难以确定起病时间。

### (一)储尿期症状

#### 1.尿频、夜尿增多

尿频为早期症状,先为夜尿次数增加,但每次尿量不多。膀胱逼尿肌失代偿后,发生慢性尿潴留,膀胱的有效容量因而减少,排尿间隔时间更为缩短。若伴有膀胱结石或感染,则尿频越加明显,且伴有尿痛。

#### 2.尿急、尿失禁

下尿路梗阻时,50% ~80%的患者有尿急或急迫性尿失禁。

### (二)排尿期症状

排尿困难。随着前列腺腺体增大,机械性梗阻加重,排尿困难加重,下尿路梗阻的程度与腺体大小不成正比。由于尿道阻力增加,患者排尿起始延缓,排尿时间延长,射程不远,尿线细而无力。小便分叉,有排尿不尽感。如梗阻进一步加重,患者必须增加腹压以帮助排尿。呼吸使腹压发生增减,可出现尿流中断及淋漓。

### (三)排尿后症状

尿不尽、残余尿量增多。残余尿是膀胱逼尿肌失代偿的结果。当残余尿量很大时,膀胱过度膨胀且压力很高,当高于尿道阻力时,尿便自行从尿道溢出,称充溢性尿失禁。有的患者平时残余尿不多，但在受凉、饮酒、憋尿，服用药物或有其他原因引起交感神经兴奋时，可突然发生急性尿潴留。同时，患者尿潴留的症状可时好时坏。

### （四）其他症状

（1）血尿：前列腺黏膜上毛细血管充血及小血管扩张并受到增大腺体的牵拉或与膀胱摩擦，当膀胱收缩时可以引起镜下或肉眼血尿，是老年男性常见的血尿原因之一。膀胱镜检查、金属导尿管导尿、急性尿潴留导尿时膀胱突然减压，均易引起严重血尿。

（2）泌尿系统感染：尿潴留常导致泌尿系统感染，可出现尿急、尿频、排尿困难等症状，且伴有尿痛。当继发上尿路感染时，会出现发热、腰痛及全身中毒症状。平时患者虽无尿路感染症状，但尿中可有较多白细胞，或尿培养发现有细菌生长。

（3）膀胱结石：下尿路梗阻，特别在有残余尿时，尿液在膀胱内停留时间延长，可逐渐形成结石。伴发膀胱结石时，可出现尿线中断，排尿末疼痛，改变体位后方可排尿等表现。

（4）肾功能损害：多由于输尿管反流，引起肾积水，导致肾功能被破坏，患者就诊时的主诉常为食欲不振、贫血、血压升高，或嗜睡和意识迟钝。因此，对老年男性出现不明原因的肾功能不全症状，应首先排除前列腺增生。

（5）腹部包块：长期下尿路梗阻可出现因膀胱憩室充盈所致的下腹部包块或肾积水引起的上腹部包块。长期依靠增加腹压帮助排尿可引起疝、痔和脱肛。

## 五、诊　断

本病发病年龄大多在 50～70 岁。轻者并不引起尿路梗阻而发生小便障碍；重者，开始时小便次数增多，以夜间明显，随着小便排出困难，有尿意不尽之感，严重时要用力努责才能排出。由于尿液长期不能排尽，而发生慢性尿潴留，以致尿液自行溢出或夜间遗尿。在病变过程中，常因受寒、劳累、房事过度、过食辛辣刺激之物等，而突然发生排尿困难，甚至尿闭，膀胱胀痛，辗转不安。前列腺增生患者大多数都患病多年，故常合并有其他慢性疾病。诊断时应重视患者全身情况，进行详细体格检查、化验，注意心、肺、肝、肾功能。排尿困难症状结合诸项检查，可明确诊断。

### （一）国际前列腺症状评分

1995 年国际泌尿外科学会推出了前列腺症状评分体系，力图将症状量化以便于比较和协助诊断，也可作为治疗后的评价标准。该体系通过 6 个问题的回答来确定分数，最高达 35 分，目前认为 7 分以下为轻度，7～18 分为中度，18 分以上为重度（需外科处理）。国际前列腺症状评分是目前国际公认的判断前列腺增生患者症状严重程度的最佳手段，临床上可采取此评分体系协助诊疗。

### （二）直肠指检

直肠指检为简单而重要的诊断方法，在膀胱排空后进行。检查时应注意前列腺的界限、大小、质地。前列腺增生时，腺体可在长度或宽度上增大，或二者均有增大。

但直肠指检估计前列腺大小有一定误差。如中叶突向膀胱，直肠指检时前列腺增大则不明显。同时，直肠指检如发现前列腺上有可疑硬结时，应做穿刺活检，以排除前列腺癌的可能。同时，应注意肛门括约肌的收缩功能，以排除神经源性膀胱功能障碍。

### （三）B 超检查

B 超检查可观察前列腺的大小、形态及结构。常用的方法有经直肠 B 超检查及经腹 B 超检查，前者较准确但对设备要求高，后者简单可普及。

做经直肠 B 超检查时还可以从排尿期声像图判断尿道的变形、移位，了解下尿路梗阻的动态变化，也可了解治疗后尿道的状态。经腹 B 超检查在国内应用较普遍，但观察腺体内部结构不如经直肠 B 超检查。

### （四）尿流动力学检查

尿流动力学检查可较完整地对排尿功能做出客观评价。其中最大尿流率、平均尿流率、排尿时间及尿量意义较大。最大尿流率为重要的诊断指标，同时，应注意尿量对最大尿流率结果的影响。检查过程中排尿量为 250～400 mL 者为本项检查的最佳尿量，150～200 mL 者为最小尿量。对多数 50 岁以上的男性而言，最大尿流率达到 15 mL/s 即属正常。测定尿流率时，可同步进行膀胱测压，有助于判断膀胱逼尿肌功能及其损害程度。下尿路梗阻后，如膀胱逼尿肌持续有无抑制性收缩,将会进展为低顺应性和高顺应性膀胱,导致手术后尿流率虽可恢复正常,但膀胱逼尿肌功能有时却难以恢复。

### (五)残余尿测定

由于膀胱逼尿肌可通过代偿的方式克服增加的尿道阻力,将膀胱内尿液排空,因此,前列腺增生早期无残余尿也不能排除下尿路梗阻的存在。一般认为残余尿量达 50~60 mL 即提示膀胱逼尿肌处于早期失代偿状态。

排尿后导尿测定残余尿量较准确。用经腹 B 超检查测定残余尿量的方法更加简便,患者无痛苦,且可重复进行。但残余尿量较少时则测量不够准确。

### (六)静脉尿路造影

前列腺增生时,膀胱底部可抬高、增宽,静脉尿路造影片上可见两侧输尿管口间距增大,输尿管下段呈钩形弯曲,如有肾和输尿管积水多为双侧性,但扩张程度也可能并不一致。膀胱区可见突出的充盈缺损,为前列腺凸入膀胱所致。

### (七)膀胱镜检查

正常男性精阜至膀胱颈的距离约 2 cm;膀胱颈呈凹面,后唇平坦。前列腺增生时,后尿道延长,膀胱颈部形态随各叶增生程度而改变,自凹面消失至腺叶凸出。膀胱底部下陷,输尿管口间距及与膀胱颈距离增宽。输尿管间嵴可肥厚,膀胱壁有小梁、小房或憩室形成。

### (八)其 他

MRI 对前列腺增生的诊断无特殊价值,但可协助鉴别早期前列腺癌。

临床中前列腺增生的诊断主要靠病史、直肠指检及 B 超检查。有血尿的患者应行静脉尿路造影和膀胱镜检查,以排除合并有泌尿系统肿瘤的可能。膀胱镜检查需进一步了解有无上尿路扩张及肾功能损害,有无神经性膀胱功能障碍、糖尿病所致的周围神经炎及心血管疾病,最后估计全身情况并决定治疗方案。

## 六、治　疗

### (一)中医治疗

#### 1.湿热下注证

证候:小便频数黄赤,尿道灼热涩痛,点滴不畅,甚至尿闭,小腹胀满,口渴不欲饮,口苦口黏,发热,或大便秘结,舌暗红,苔黄腻,脉滑数。

治法:清热利湿,消癃通闭。

方药:八正散加减。

#### 2.脾肾气虚证

证候:尿频,滴沥不尽,尿线细,小腹坠胀,小便欲解不爽,尿失禁或夜尿、遗尿,精神倦怠,少气懒言,纳谷不香,面色无华,舌淡,苔白,脉细弱。

治法:补脾益气,温肾利尿。

方药:补中益气汤加减。

加减:可酌加菟丝子、肉苁蓉、车前子等。

#### 3.气滞血瘀证

证候:小便不畅或点滴不通,或尿道涩痛,闭塞不通,或小腹胀满隐痛,偶有血尿,舌有瘀点瘀斑,苔白或薄黄,脉弦或涩。

治法:行气活血,通窍利尿。

方药:沉香散加减。

加减:伴血尿者,酌加大蓟、小蓟、参三七。

#### 4.肾阴亏虚证

证候:小便频数不爽,尿少热赤,淋漓不尽,甚或闭塞不通,头晕目眩,腰酸膝软,五心烦热,失眠多梦,咽干,大便秘结,舌红少津,苔少或黄,脉细数。

治法:滋补肾阴,通窍利尿。

方药:知柏地黄丸加减。

加减:可酌加丹参、琥珀、王不留行、地龙等。

### 5. 肾阳虚损证

证候:小便频数,夜间尤甚,尿线变细,余沥不尽,尿程缩短,排尿无力,失禁或遗尿,甚则尿闭不通,面色无华,神倦畏寒,腰膝酸软无力,四肢不温,舌淡,苔白,脉沉细。

治法:补肾温阳,化气行水。

方药:济生肾气丸加减。

加减:尿失禁或遗尿者,如螵蛸丸。

### (二)西医治疗

前列腺增生的危害性在于引起下尿路梗阻后所产生的病理生理改变。其病理个体差异性很大,而且也不都呈进行性发展。一部分病变至一定程度即不再发展,所以即便出现轻度梗阻症状也并非均需手术治疗。

### 1. 观察等待

对症状轻微,国际前列腺症状评分 7 分以下可观察,无须治疗。

### 2. 药物治疗

(1)5α-还原酶抑制剂:研究发现5α-还原酶是睾酮向双氢睾酮转变的重要酶。双氢睾酮在前列腺增生中有一定的作用,因此采用5α-还原酶抑制剂可以对前列腺增生予以一定的抑制。

(2)α受体阻滞剂:目前认为此类药物可以改善尿路动力性梗阻,使阻力下降以改善症状,常用药有特拉唑嗪等。

(3)抗雄激素药:应用最广者为孕酮类药物。它能抑制雄激素的细胞结合,或抑制5α-还原酶而干扰双氢睾酮的形成。孕酮类药物中有甲地孕酮、醋酸环丙氯地孕酮、醋酸氯地孕酮、己酸孕诺酮等。氟丁酰胺是非甾体抗雄激素药,亦能干扰雄激素的细胞摄取。抗雄激素药使用一段时间后能使症状及尿流率改善,残余尿量减少,前列腺缩小,但停药后前列腺又增大,症状亦复发,且近年发现此类药物可以加重血液黏滞度,增加心脑血管栓塞的发生率。黄体生成素释放激素类似物对垂体有高度选择作用,使之释放黄体生成素及卵泡刺激素。长期应用黄体生成素释放激素类似物则可使垂体的这一功能耗尽,睾丸产生睾酮的能力下降,甚至不能产生睾酮而达到药物除睾的作用。

(4)其他:包括 M 受体拮抗剂、植物制剂、中药等。M 受体拮抗剂通过阻断膀胱 M 受体,缓解膀胱逼尿肌过度收缩,降低膀胱敏感性,从而改善前列腺炎患者的储尿期症状。植物制剂如普适泰等适用于前列腺炎及相关下尿路症状的治疗。

综上所述,进行药物治疗前对病情应有全面估计,对药物的不良反应及长期用药的可能性等也应充分考虑。观察药物疗效应长期随访,定期行尿流动力学检查,以免延误手术时机。

### 3. 手术治疗

(1)一般外科手术治疗。手术适应证:①有下尿路梗阻症状,尿流动力学检查已明显改变,或残余尿量在 60 mL 以上;②不稳定膀胱症状严重;③已引起上尿路梗阻及肾功能损害;④多次发作急性尿潴留、尿路感染、肉眼血尿;⑤并发膀胱结石。对有长期尿路梗阻,肾功能已有明显损害,严重尿路感染或已发生急性尿潴留的患者,应先留置导尿管以解除梗阻,待感染得到控制,肾功能恢复后再行手术。如插入导尿管困难或插管时间长已引起尿道炎时,可改行耻骨上膀胱穿刺造瘘。应严格掌握急诊前列腺切除术的适应证。

(2)微创治疗。经尿道前列腺电汽化术:主要是电极金属材料学创新,使其可产生 400 ℃高温,迅速造成组织汽化,或产生凝固性坏死。其止血特点极其显著,因此临床应用显示:①适应证增加,60 g 以上的腺体可施行;②术野清晰,由于止血效果显著,冲洗液清晰,便于手术;③手术时间减少,由于减少了止血步骤,故手术切除加快,缩短了手术时间;④并发症减少,不易产生水中毒(凝固层厚),清晰术野减少了误伤,不易产生括约肌及包膜损伤;⑤冲洗时间缩短,术后恢复快。

经尿道前列腺等离子双极电切术和经尿道等离子前列腺剜除术:是使用等离子双极电切系统,并以与单极经尿道前列腺切除术相似的手术方式行经尿道前列腺切除术。

冷冻治疗:系使前列腺经深低温冷冻后组织坏死腐脱,达到冷冻前列腺切除的目的。可经尿道进行,操作简单,适用于年龄大,不能耐受其他手术的患者。据文献报道,大部分患者下尿路梗阻症状可解除或改善,残余尿量减少。但冷冻治疗有一定盲目性,冷冻深度及广度不易掌握。冷冻后再行经尿道前列腺切除术,以清除冷冻后的残留增生组织,可明显减少出血。

微波治疗：系利用微波对生物组织热凝固以达到治疗目的。微波放射极的放置可通过直肠超声定位，或经尿道镜直视下定位，后者可准确地避开尿道外括约肌，降低尿失禁的发生率。

激光治疗：利用激光热效应凝固汽化或切除前列腺组织，方法类似经尿道腔内操作。有表面照射，有插入热疗，也有利用激光束切除腺体的。

射频消融：利用射频波产生局部热效应使前列腺组织发生凝固性坏死。

### 4. 其他疗法

如经尿道球囊高压扩张术、前列腺尿道网状支架、经尿道热疗、体外高强度聚焦超声等对缓解前列腺增生引起的梗阻症状有一定疗效，适用于不能耐受手术的患者。

## 七、学术认识

廖润泉教授通过对前人经验的大量研究，结合自己多年的临床经验，认为引起前列腺增生发生或发展的原因，有外感，如寒邪、湿邪、热邪等；有内伤，如房劳、酗酒、过食肥甘厚腻等。外感、内伤均可引起前列腺增生发生，且常相互交织。在肾气虚衰的基础上，诸邪久居下焦，可以引起或加重前列腺增生的发生、发展。前列腺增生的病因病机可归纳为"肾虚为本，五邪为标，本虚标实"，属中医学"癃闭""淋证"范畴。根据前列腺增生的特点，廖润泉教授提出"瘀结为基，须辨寒热；温清分治，莫忘散结"的治疗原则。本病在"标实"时主要运用清热、散寒、化结、祛瘀、行气的法则；虚实夹杂时则标本同治，清热利湿，健脾补肾；"本虚"时培元固本，兼顾祛邪。又因"血瘀、痰结、气滞"贯穿于前列腺增生的整个病程中，故需要合以活血化瘀、软坚散结、解郁行气。如此标本兼治，间有侧重，据此用药，常获良效。廖润泉教授治疗前列腺增生常用的药物有乌药、当归、桃仁、王不留行、鸡血藤、沉香、荔枝核、赤芍、小茴香等，这些药多数具有温经通脉、活血化瘀、软坚散结的功效。正如廖润泉教授指出的，肾气虚衰是基础，而又常以肾阳气虚衰为首要因素，故治疗中常以乌药、沉香来振奋肾阳、暖肾纳气；"气滞、血瘀、痰结"等因素常常贯穿于整个病程中，故常以鸡血藤、当归、赤芍、桃仁、王不留行、荔枝核等活血化瘀、理气散结。结合患者发病时的寒热辨证，整体配方体现出"瘀结为基，须辨寒热；温清分治，莫忘散结"的治疗法则。年老体衰患者，因其机体阳气骤减，以致真阳下竭，肾气亏虚，不能化水，水蓄不行，故其以肾阳亏虚为本，痰瘀乘之为标，是以在治疗后期廖润泉教授常选用暖肝煎加减以标本兼治。

### 八、病案分享

患者,男,57 岁。因"小便点滴而出且疼痛憋胀难忍,一夜未眠"于 2012 年 4 月就诊。

患者于本次就诊前 1 年出现尿频、尿急、尿道灼热不适、尿线逐渐变细,进而出现尿等待、尿无力等症状,自服三金片后症状有所缓解,曾行前列腺彩超提示"腺体轻度增生",未予特殊治疗。

症见:精神不振,舌暗红,有斑,苔黄厚腻,脉弦滑。

诊断:前列腺增生(气滞血瘀证)。

治则:行气活血,通窍利尿。

处方:忍冬藤 15 g,土茯苓 30 g,薏苡仁 30 g,益智仁 15 g,王不留行 15 g,皂角刺 15 g,荔枝核 15 g,橘核 15 g,鸡血藤 15 g,赤芍 15 g,桃仁 10 g,柴胡 10 g,枳壳 20 g,乳香 10 g,没药 10 g,川楝子 20 g。5 剂,水煎服,每日 1 剂,分 3 次服用。

二诊:患者尿急、尿道灼热不适等有好转,小便次数较前减少,余沥不尽的症状好转,但患者仍然觉得有尿道涩痛,腰部酸软,舌淡,苔白,脉沉细。廖润泉教授认为患者由于久病不愈,严重损伤真阳,恐一时难以恢复,更改处方为车前子(包煎)10 g,枸杞 15 g,小茴香 15 g,肉桂 6 g,乌药 10 g,沉香 10 g,茯苓 15 g,炒枳壳 20 g,杜仲 15 g,盐巴戟天 15 g,荔枝核 15 g,橘核 15 g,鸡血藤 15 g,赤芍 15 g,桃仁 10 g,甘草 6 g。7 剂,水煎服,每日 1 剂,分 3 次服用。

三诊:患者小便频数、余沥不尽的症状明显好转,尿道涩痛感减轻,腰部酸痛好转,舌淡,苔薄白,脉沉细。廖润泉教授根据患者的病情指出,长期失治,导致下焦虚寒,阳气较难恢复,给予处方:山茱萸 15 g,菟丝子 15 g,车前子(包煎)10 g,小茴香 15 g,肉桂 6 g,乌药 10 g,沉香 10 g,茯苓 15 g,盐杜仲 15 g,盐巴戟天 15 g,荔枝核 15 g,橘核 15 g,鸡血藤 15 g,赤芍 15 g,桃仁 10 g,甘草 6 g。7 剂,水煎服,每日 1 剂,分 3 次服用。

四诊:患者上述症状基本消失,廖润泉教授嘱患者平时注意饮食结构及个人生活习惯,不适随诊。

(刘红勤)

# 第六节　神经源性膀胱

## 一、概　述

神经源性膀胱是一类由神经性病变导致膀胱、尿道功能失常,由此而产生一系列并发症的疾病的总称。

中医虽无神经源性膀胱病名,但对本病的某些临床症状却早有认识,多属于中医"淋证"范畴。

## 二、中医病因病机

中医学认为,淋证的病因可归结为外感湿热、饮食不洁、情志失调、禀赋不足或劳伤久病等方面;基本病机是湿热蕴结下焦,肾与膀胱气化不利;病位主要在膀胱与肾,并与肝脾相关,多以肾虚为本,膀胱湿热为标;病理性质有虚实之分,且多见虚实夹杂。其中肝气失于疏泄,气火郁于膀胱,则为气淋。

## 三、西医病因病理

现代医学认为,所有能累及与排尿生理活动有关的神经调节过程的病变,包括中枢性、外周性及外伤和炎症等,都有可能影响正常的膀胱、尿道功能,导致该病发生。该病不是一种单一的疾病,不同类型、不同程度的神经病变可以导致膀胱、尿道功能的不同改变。

## 四、西医诊断

### 诊断要点

(1)神经系统病史:有无先天性疾病、外伤、帕金森病和脑血管意外等病史,并进行神经学的相关检查。此外还需了解患者有无与神经性疾病相关的性功能及排便功能异常,如阳痿、便秘等。

(2)体格检查:包括泌尿系统专科检查和全身神经系统检查。全身神经系统检查主要有:①精神状态;②运动功能检查,主要用于评价相应部位肌力的大小;③感觉功能检查,往往能提示脊髓损伤部位;④神经反射检查,可以客观证实神经损伤的存在和定位,最常用的检查方法有球海绵体反射、提睾反射等。

(3)实验室检查:尿常规检查可了解有无泌尿系统感染及血尿、蛋白尿的存在;血清肌酐和尿素氮检查可以监测肾功能的状态。

(4)特殊检查:可以借助 X 线、CT、MRI 及电生理学等手段检查原发的神经系统疾病。

(5)尿动力学检查:是目前为止唯一一种能同时准确评价膀胱、尿道功能和形态的方法,并能提供下尿路状况对上尿路功能变化的潜在影响。同时,尿动力学检查结果是神经源性膀胱分类的重要依据。

常规尿动力学检查。尿流率:最大尿流率最有临床价值,正常情况下男性≥15 mL/min,女性≥25 mL/min。该指标受膀胱内初始尿量、膀胱逼尿肌收缩力或(和)尿道阻力的影响,若完成尿流率检测后立即测量残余尿量,能更全面准确地反映膀胱、尿道功能。

储尿期的膀胱尿道功能检查。①膀胱感觉异常:通过询问膀胱充盈过程中患者的排尿感觉,以及相应的膀胱容量加以判断和描述;②膀胱逼尿肌活动性异常;③膀胱顺应性异常;④功能性膀胱容量改变;⑤漏尿点压:指尿液从尿道口流出时的膀胱压力,分为膀胱漏尿点压和腹压漏尿点压。

排尿期的膀胱、尿道功能检查。排尿期压力流率测定是目前对排尿功能进行定量分析的最好方法。

尿道压力测定:用于反映储尿期尿道各点控制尿液的能力,较少用于神经源性膀胱功能的诊断。

肌电图:正常情况下,随着膀胱充盈,肌电活动逐渐增强。

(6)影像尿动力学检查:可以更精确地评估所存在的尿动力学危险因素,明确神经源性膀胱产生症状的原因,还可以观察膀胱输尿管反流出现的时间和程度。

## 五、鉴别诊断

### 1. 急性尿路感染

以尿频、尿急、尿痛、腰痛为主,可伴有发热、寒战等全身症状,尿常规可见白细胞,尿培养可做进一步鉴别。

### 2. 慢性前列腺炎

发病缓慢,病程较长,主要表现为少腹、会阴、睾丸等不适感,尿道口常有滴白,前列腺液常规检查可见白细胞等。

## 六、治　疗

### (一)中医治疗

#### 1. 辨证论治

"实则清利,虚则补益"为淋证的基本治则。

以气滞不利为主者,重在疏肝理气。

方选沉香散加减,常用沉香、青皮、乌药、香附疏肝理气,石苇、滑石、冬葵子、车前子利水通淋。

少腹胀满疼痛,引及胁肋者,加郁金;有瘀血征象者,加红花、赤芍、牛膝等;中气虚弱,脾虚气陷、膀胱气化无权,少腹坠胀,尿有余沥者,用补中益气汤加乌药、青皮;兼有肾虚者,加杜仲、菟丝子、枸杞、牛膝等。

#### 2. 外治法

(1)坐浴疗法:可促进盆腔血液循环,促使炎症吸收。

（2）直肠内给药法。

（3）敷贴疗法：会阴部敷贴法或脐部敷贴法。

（4）针灸治疗。

### （二）西医治疗

神经源性膀胱的西医治疗原则有如下几点。

（1）"平衡膀胱"概念及神经源性膀胱治疗的最主要目标，是在对神经源性膀胱处理过程中，保护上尿路功能无损害威胁。

（2）尿动力学检查结果作为选择治疗方案的依据。

（3）积极治疗原发病，定期随访。

（4）预防和治疗并发症，改善患者生活质量。

## 七、学术认识

### 1. 病证结合

廖润泉教授在临床中十分强调病证结合。辨病与辨证二者之间是相互补充、协调配合的关系。如热淋与气淋都可能出现肝气郁结证，此时必须结合辨病，才能更好地指导下一步的论治，虽同样采用疏肝理气的治疗方法，但因为疾病的不同，在具体药物的选择上则有不同。所以，廖润泉教授认为在神经源性膀胱疾病的诊治中，辨病对辨证也有重要的补充作用。

### 2. 整体辨证与局部辨证相结合

廖润泉教授认为整体辨证与局部辨证结合是中医辨证的一个特点，诊治疾病时一定要注重整体辨证和局部辨证的结合。当整体症状不典型或者局部症状明显时，局部辨证就变得尤为重要。

### 3. 标本兼治

治病求本是指寻找出疾病的根本原因，并针对根本原因进行治疗。这是辨证论治的一个基本原则。廖润泉教授则在此基础上，结合神经源性膀胱的特点，指出一些情况应重视治标与治本相结合。在临床上以中医治疗为主，在保证疗效的同时,也会根据具体患者的具体病情和处境,酌情兼用西医有优势的治疗方法,以求速效。

## 八、病案分享

黄某,女,37 岁。因"尿频 3 年余"就诊,生育 2 胎。

日间平均每半小时解小便 1 次,每次量约 50 mL,夜尿每晚 1 次。本次就诊前曾就诊于多家医院,多次查尿常规均未见异常,尿培养未培养出细菌及真菌,反复口服中药及坦索罗新等药物,症状无明显缓解。

症见:尿频,时有嗳气、叹息,自发病以来,精神差,失眠,舌红,苔少,脉弦涩。

专科检查:全腹软,全腹无压痛、反跳痛,双肾区无叩击痛,膀胱无充盈。

治宜:疏肝理气,利尿通淋。

处方:柴胡疏肝散加减。柴胡,郁金,佛手,川楝子,枳壳,丹皮,白芍,生地黄,黄芪,车前草,甘草。

口服该方 1 周后复诊,尿频症状略改善。舌红,苔薄白,脉弦。继服上方加薏苡仁、蒲公英。

1 周后复诊,尿频症状明显改善,日间平均每 2 h 解小便 1 次,夜尿消失。

(葛平玉)

# 第七节　压力性尿失禁

## 一、概　述

膀胱咳,是指咳嗽时伴小便自遗的病证。本病首见于《素问·咳论》:"膀胱咳状,咳而遗溺。"现通常认为本病类似于西医学的压力性尿失禁,临床多见于中老年人,女性尤多。

## 二、中医病因病机

膀胱咳与肺、肾、膀胱、脾关系密切。因肺主呼气,肾主纳气,故有"肺为气之主,肾为气之根"。肾的精气不足,摄纳无权,气浮于上,或肺气宣降失降,病及于肾。又"肺为水之源,肾为水之下源",故在呼吸和水液代谢方面二者有密切关系。膀胱的重要生理功能是贮存和排泄尿液。肾与膀胱同居下焦,通过经脉的相互络属而密切联系。膀胱的贮存和排尿功能,依赖于肾气的气化和固涩。肾气帮助膀胱气化津液,同时通过肾司开阖以控制尿液的排泄。肾气充足,固摄有权,膀胱开阖有度,则小便排泄正常。反之,肾气不足,膀胱失其约束,则小便失禁。脾病多为虚证,少见实证,脾土一虚,则诸症杂呈。脾虚肺损,水液运化不利,气血生化之源不足,先天不足,后天失于充养等,使肺通调功能下降,膀胱气化失司,开阖失权,发生咳而遗尿。换言之,该病因尿道括约肌无力或咳嗽等使腹压升高,压迫膀胱而挤出尿液。尿道括约肌为脾所主(脾主肌肉),脾气虚则肌肉软弱无力。由此可见膀胱咳与肺、肾、膀胱、脾有关,不仅涉及呼吸系统,亦涉及泌尿系统、消化系统。

## 三、西医病因病理

膀胱咳相当于现代医学的压力性尿失禁,多见于女性,是由于尿道括约肌张力减低,骨盆底部肌肉和韧带松弛,此时若有腹部压力增高,膀胱内压力超过膀胱出口及尿道阻力,即可使尿液外溢。如咳嗽、大哭、快步行走等增加腹部压力时,则可发生尿失禁。

## 四、临床表现

膀胱咳临床上有两种表现:一种是小便通畅,咳嗽时伴有遗尿;而另一种是小便不畅,咳嗽时伴有遗尿。

## 五、诊　断

### (一)确定诊断

#### 1.病　史

(1)全身情况:一般情况、智力、认知和是否发热等。

(2)压力性尿失禁症状:大笑、咳嗽、喷嚏或行走等各种程度腹压增加时尿液是否漏出;停止加压动作时尿流是否随即终止。

(3)泌尿系统其他症状:血尿、排尿困难、尿路刺激症状、下腹或腰部不适等。

(4)其他病史:既往病史、月经生育史、生活习惯、活动能力、并发疾病和使用药物情况等。

#### 2.体格检查

(1)一般状态:生命体征、步态、身体活动能力及精细程度、对事物的认知能力。

(2)全身检查:神经系统检查包括下肢肌力、会阴部感觉、肛门括约肌张力及病理征等;腹部检查注意有无尿潴留体征。

(3)专科检查:外生殖器有无盆腔脏器膨出及程度;外阴部有无长期感染所引起的异味、皮疹;双合诊了解子宫水平、大小和盆底肌收缩力等;肛门指检检查肛门括约肌肌力及有无直肠膨出。

#### 3.其他检查

(1)实验室检查:血、尿常规,尿培养和肝、肾功能等一般实验室常规检查。

(2)尿流率、残余尿量测定。

(3)膀胱镜检查:怀疑膀胱内有肿瘤、憩室和膀胱阴道瘘等疾病时,需要做此检查。

(4)侵入性尿动力学检查:①尿道压力描记;②压力流率测定;③腹压漏尿点压测定;④影像尿动力学检查。

(5)膀胱尿道造影。

(6)B超、静脉尿路造影。

### (二) 程度诊断

(1)临床症状。

轻度:一般活动及夜间无尿失禁,腹压增加时偶发尿失禁,无须佩戴尿垫。

中度:腹压增加及起立活动时有频繁的尿失禁,需要佩戴尿垫生活。

重度:起立活动或卧位体位变化时即有尿失禁,严重影响患者的生活及社交活动。

(2)尿垫试验:推荐 1 h 尿垫试验。

轻度:1 h 漏尿≤1 g。

中度:1 g<1 h 漏尿<10 g。

重度:10 g≤1 h 漏尿<50 g。

极重度:1 h 漏尿≥50 g。

### (三) 分型诊断

分型诊断并非必须,但对于临床表现与体格检查不甚相符,以及经初步治疗疗效不佳患者,建议进行尿失禁分型诊断。

(1)影像尿动力学可将压力性尿失禁分为解剖型/尿道固有括约肌缺陷型。

(2)腹压漏尿点压结合影像尿动力学分型:Ⅰ型压力性尿失禁,腹压漏尿点压≥9 kPa;Ⅱ型压力性尿失禁,腹压漏尿点压为 6~9 kPa;Ⅲ型压力性尿失禁,腹压漏尿点压≤6 kPa。

### (四) 常见合并疾病诊断

#### 1.膀胱过度活动症

怀疑合并有膀胱过度活动症者推荐行尿动力学检查。

#### 2.盆腔脏器脱垂

压力性尿失禁常与盆腔脏器脱垂合并存在,而盆腔脏器脱垂诊断主要依靠妇科检查。

#### 3.排尿困难

对有排尿困难的患者,高度推荐尿流率及残余尿量测定。对尿流率低及有较多残余尿者,推荐行侵入性尿动力学检查,以确定是否存在膀胱逼尿肌收缩受损或膀胱出口梗阻。主要检查方法有压力流率测定、影像尿动力学检查、最大膀胱逼尿肌收缩压和等容膀胱逼尿肌收缩压测定等。由于女性膀胱出口梗阻发生机制及病理生理演变在许多方面均有别于男性,而现行膀胱出口梗阻尿动力学评估标准主要来源于男性病例资料,时常不能满足诊断需要。因此,在深入分析尿动力学检测结果的同时,详细的病史、妇科检查、骶髓相关神经系统检查、泌尿腔镜检查及影像学检查亦具有重要的参考价值。

## 六、治 疗

### (一)中医治疗

其病位在肺与膀胱,并与脾、肾等脏腑关系密切;其基本病机在于膀胱失约。小便畅通,咳嗽伴有遗尿,是气虚不能固摄;小便不畅,咳嗽伴有遗尿,是气化不利或气机不畅所造成的。本病病因为肺、脾、肾受损所致的气虚不固,治以补益肺、脾、肾三脏为主,以调畅气机为出发点。临床中可见于以下几个证型。

**1.病本在膀胱**

膀胱气化失司。

证候:咳嗽伴遗尿,或咯白痰,伴口渴,或有小便不利、尿频等,舌淡润,苔白腻,脉细滑数。

治则:温阳化气,行水。

方药:五苓散加减。

加减:咳嗽重者,可酌加麻黄、杏仁、苏子等。

**2.病本在他脏**

(1)肺脾气虚证。

证候:多有慢性支气管炎等病史,咳嗽日久,咳则小便出,不可自控;咳声不扬,少气乏力,神疲肢倦,可伴见面色白,纳呆腹胀,或见中气下陷等表现,舌淡红,或边有齿痕,苔薄白,脉细弱。

治则:补中益气,固摄。

方药:补中益气汤加减。

加减:咳嗽痰多者,加半夏、生姜温肺化痰;遗尿甚者,加缩泉丸以固摄止遗。

(2)脾阳虚证。

证候:多见于形体肥胖者,或感受寒湿邪气后,咳嗽伴遗尿,咳则呕恶,或口淡不渴,可伴见胸脘满闷,纳呆腹胀、便溏等,舌淡胖,苔白滑,脉弦细。

治则:温阳化饮,健脾利湿。

方药:茯苓甘草汤加减。

加减:痰饮症状明显者,多选苓桂术甘汤加减治疗;若兼见易外感者,合玉屏风散加味以益气固表;咳嗽痰多者,合二陈汤加味以燥湿化痰。

(3)肾虚证。

证候:多见于中老年人、妇人产后,及久咳不愈者,咳则遗溺,咳吐痰涎,腰肢酸软,可伴少气畏寒,五更泻,舌淡,苔白,脉沉细。

治则:补肾固摄,宣肺止咳。

方药:都气丸加减。

加减:阳虚者,可参金匮肾气丸之方义,酌加肉桂、附子以温肾阳;津液亏虚者,可加玄参、麦冬等以资肾阴。

(4)肺肾阳虚证。

证候:多见于平素易外感者,间断作咳日久,咳嗽伴小便自出,咯泡沫样痰,或畏风,神疲乏力,懒言少气,可伴自汗,面色白,或耳鸣腰酸等,舌淡,苔白,脉缓而沉取无力。

治则:益气固表,固肾止遗。

方药:玉屏风散合缩泉丸加减。

加减:咳嗽痰多者,合二陈汤加味以化痰止咳。

(5)肺肾阴虚证。

证候:多见于老年慢性支气管炎及气血不足者,咳嗽时小便即出,咳吐咸痰,抑或口中咸,喘逆呕恶,伴见咽干口燥,或腰膝酸软等,舌红,苔薄腻或见花剥,脉沉细。

治则:养阴化痰,止遗。

方药:金水六君煎加减。

（二）西医治疗

### 1. 非手术治疗

（1）保守治疗：①高度推荐盆底肌训练；②推荐减肥；③可选戒烟、改变饮食习惯、阴道重锤训练、电刺激治疗、磁刺激治疗等。

（2）药物治疗：①推荐选择性 α1 肾上腺素受体激动剂，常用药物有米多君、甲氧明。②可选丙咪嗪每日 50～150 mg；β 肾上腺素受体拮抗剂；β 肾上腺素受体激动剂，如克仑特罗每次 20 mg，每日 2 次，服用 1 个月；雌激素，口服或经阴道黏膜外用。

### 2. 手术治疗

（1）高度推荐无张力尿道中段吊带术。

（2）推荐：①Burch 阴道壁尿道悬吊术；②膀胱颈吊带术。

（3）可选：①耻骨后膀胱尿道悬吊固定术；②针刺悬吊术；③注射疗法；④人工尿道括约肌；⑤阴道前壁修补术。

## 七、预　防

### 1. 普及教育

压力性尿失禁是女性高发病，首先应提高公众意识，增加公众对该病的了解和认识，早期发现，早期处理，将其对患者生活质量的影响降到最低限度。医务人员则应进一步提高对该病的认识，广泛宣传并提高诊治水平。

对于压力性尿失禁患者，还应注意心理辅导，向患者及家属说明本病的发病情况及主要危害，解除患者的心理压力。

### 2. 避免危险因素

根据尿失禁的常见危险因素，采取相应的预防措施。对于家族中有尿失禁发生史、肥胖、吸烟、高强度体力运动及多次生育史者，如出现尿失禁，应评估生活习惯与尿失禁发生的可能相关关系，并据此减少对易感因素的接触机会。产后及妊娠期间的盆底肌训练,可有效降低压力性尿失禁的发生率和严重程度。一般于妊娠20周起至产后6个月间进行训练。

方法:每天进行≥28次盆底肌收缩,训练最好在医师的督促指导下进行。

### 3.选择性剖宫产术

选择性剖宫产术可作为预防尿失禁的方法之一,可一定程度上预防和减少压力性尿失禁的发生。

## 八、学术认识

廖润泉教授认为:膀胱咳病位在肺、肾、膀胱,亦与肝、脾有关。病因多为外感寒热或内伤久咳。若外感寒热,因肺主气,外合皮毛,容易使肺气郁闭不通,不能布津行水,膀胱气化不通,但若兼有咳嗽,则不同于癃闭,因咳嗽时肺气得以暂时宣通而出现遗尿,故咳嗽时患者小便自出难以控制,此属实邪伤肺;若患者内伤久咳,肺气受损,且肺肾金水相生,久必引起肾气不足,使肺气耗散,而肾气虚乏不能约束膀胱,故出现咳而遗尿的表现。廖润泉教授在前人认识的基础上,提出肺肾气虚、膀胱失约可致遗尿,但肺气郁闭、失于畅达亦可形成遗尿,其病机总属气机失常。病机虽涉及肺、肾、肝、脾,但补中益气汤等培土生金法意在补益肺气、疏肝行气,畅达气机。

## 九、病案分享

患者,女,69岁,于2016年3月29日就诊。

诉1个月前受凉后出现间断性咳嗽,且每于咳嗽时出现遗尿,咳则背痛,咳吐黄痰,夜间失眠,口干苦,无发热恶寒等不适,近期耳鸣加重,不欲饮食。曾于某院行左氧氟沙星联合哌拉西林抗感染治疗后,咳嗽无明显好转。

初诊:咳嗽咽痛,咳嗽时出现遗尿,难以自控,较前有所加重,伴有耳鸣,失眠加重,口干苦,咳痰量少色黄,小便频,纳差。舌淡红而干,苔薄黄,脉沉弦微数。胸部X线摄影显示双侧支气管炎症性改变。

诊断:膀胱咳,肺气郁闭、脾肾不足证。

处以缩泉丸合泻白散加减:乌药30 g,益智仁15 g,麸炒僵蚕15 g,山药15 g,

醋五味子15 g,炒苦杏仁15 g,地骨皮15 g,石菖蒲15 g,桑白皮15 g,补骨脂15 g,蝉蜕10 g,桔梗10 g,川贝母10 g,麸炒枳壳10 g,甘草5 g。7剂,每日1剂,水煎分2次服。

二诊:患者诉咳嗽减轻,轻微咽痒,无咳痰,偶尔出现咳嗽后遗尿,受凉后咳嗽遗尿加重,便溏,口干不苦。舌淡红,苔薄白,脉沉缓。守初诊方,将山药、益智仁各增至30 g,加柴胡6 g,升麻6 g,党参15 g,黄芪30 g,续进7剂。

药毕又诊,诸症均不明显,继用二诊方调理获愈。

按:本案外寒迫肺,咳则遗尿,为肺气郁闭所致。然患者年迈肾虚,小便频,脉沉,遇寒则便溏,为脾肾不足。其外感为标,脾肾内虚为本,病机总属肺气郁闭、脾肾不足。廖润泉教授以苦杏仁、蝉蜕、桔梗开宣肺气,泻白散清泄肺中伏热,使上焦肺气得以宣通,取"提壶揭盖"之义;肾气不能内约膀胱,致小便频而耳鸣,故以缩泉丸温补肾气,合用五味子敛肺气以资下焦。诸药合用,宣肺气的同时防其耗散,补肾气而不滋腻。复诊可见症状遇寒加重,表明脾肾内虚为急,故加黄芪、升麻等,补中益气,进而培土生金。廖润泉教授在长期的临床实践中,形成了以肺肾两脏为中心辨治膀胱咳的诊疗思路,尤其是肺气郁闭,因咳而使肺气得以暂时宣发而引发排尿的观点,是对前人诊治膀胱咳的发挥,具有较高的临床启发作用。

(申　军)

# 第八节　精囊炎

## 一、概　述

精囊炎是指精囊的非特异性感染。临床上分为急性精囊炎和慢性精囊炎两类,前者少见,后者多见。急性精囊炎临床表现与急性前列腺炎相似。慢性精囊炎较多见,典型临床表现为血精,伴有尿频、尿急、尿痛、会阴部不适等症状,常与慢性前列腺炎并存。急性精囊炎属于中医学"血淋""热淋"范畴,慢性精囊炎属于中医学"血精"范畴。

## 二、中医病因病机

### 1. 湿热蕴结，下注精室

素体肥胖;感受湿热毒邪或湿热秽浊之气;或嗜酒及过食肥甘辛辣,致积滞不化,聚湿生热;或房事不洁,感受湿毒,均可致湿热内生,蕴阻下焦,扰动精室,灼伤血络,故见血精。下焦湿热,膀胱气化不利,故见尿频、尿急、尿痛。湿阻下焦,气机不畅,故见会阴坠胀疼痛。

### 2. 阴虚火旺，灼伤血络

素体阴虚,或湿热火毒久蕴不解,灼伤阴液,或色欲过度,频繁手淫,阴精耗伤,或过服温热助阳之品,热盛阴伤,阴虚火旺,下迫精室,血络被灼,故精中带血,射精疼痛;肾阴亏虚故见腰膝酸软,头晕眼花;阴虚不能制阳,相火妄动,故见五心烦热,心烦口干,或遗精盗汗。

### 3. 封藏不固，统摄失司

劳倦过度,久病体虚,房事不节,损伤脾肾或血精,日久不愈,反复发作,病及脾肾,脾虚不能摄血,肾虚不能固精,则精血俱出;脾肾阳虚,温煦失职,气化无权,故见头晕心悸,乏力气短,面色少华,腰膝酸软,性欲减退。

## 三、西医病因病理

病原体侵犯精囊,可引起精囊的炎症反应,如肿胀、充血、出血,从而导致血精。由于精囊的解剖部位与前列腺、输精管、输尿管、膀胱及直肠邻近,故精囊炎常继发于尿路或生殖系统附近器官的炎症,其感染途径主要有3种。

(1)上行感染:即细菌经尿道、射精管上行蔓延至精囊所致。

(2)淋巴感染:即泌尿生殖道或肠道的炎症等,通过淋巴途径使精囊受感染。

(3)血行感染:即身体其他部位某一感染病灶的病原体通过血液循环至精囊处。由于精囊在解剖学上有许多黏膜皱襞及曲折,因此分泌物易淤积,导致引流不畅。如果急性期炎症未彻底控制,则易于转为慢性精囊炎。

精囊炎急性期精囊出现明显的黏膜水肿和充血,精液潴留,正常精囊壁的特点消失,甚至形成许多小脓肿,严重者脓肿可向邻近组织播散,甚至从膀胱后壁破入膀胱。

## 四、临床表现

本病典型临床表现为血精,伴有尿频、尿急、尿痛、会阴部不适等症状,常与慢性前列腺炎并存。

## 五、诊　断

### (一)急性精囊炎

#### 1. 症　状

可有体内某处感染或尿路感染、前列腺炎等病史。血行感染者主要以全身症状为主。发热恶寒,周身疼痛,恶心呕吐,会阴部胀痛,并向腹股沟、耻骨区、下腹及腰骶部放射。若感染是暴发性,则有高热、寒战、虚脱及毒血症。若伴输精管炎,则同侧下腹部剧痛,局部拒按,类似急性腹膜炎。后尿道途径感染者主要表现为尿频、尿急、尿痛,终末血尿,尿道灼热,会阴部及直肠内剧烈胀痛,也可有放射痛,射精时加剧。急性精囊炎的病程一般在 1 周或 2 周,甚则更长,如上述症状不减轻,应结合直肠指检和血常规以判断脓肿是否形成。

#### 2. 体　征

下腹部和会阴部可有压痛。直肠指检,正常时精囊不易触及,而在炎症时可触及肿大的精囊并有压痛,脓肿形成时则触之更加饱满。

#### 3. 实验室及其他检查

血常规检查可见白细胞增多,尿道分泌物涂片细菌染色检查细菌及培养阳性。中段尿常规检查可能有尿路感染征象。

## （二）慢性精囊炎

### 1. 症 状

可有急性精囊炎发作史,少数与慢性前列腺炎伴发。主要症状:血精反复发作,精色暗红,或精液中夹有血丝或血块,可伴耻骨区隐痛、会阴部不适。部分患者伴性欲减退、性功能障碍。

### 2. 体 征

直肠指检可有精囊肿大、变硬,甚至变形,可有压痛,与前列腺界限不清。

### 3. 辅助检查

精液检查有红细胞及脓细胞,精子数减少,甚至死精、无精。精液中红细胞的多少通常可反映炎症的程度。经直肠 B 超、CT、MRI 及精囊造影可协助诊断,并可与精囊肿物相鉴别。

## 六、鉴别诊断

### 1. 血尿、血精、血淋

血尿、血精、血淋三者均为尿道有血性分泌物。血尿、血淋为泌尿系统疾病,与血精之属生殖系统疾病有原则区别。无痛者中医称为"尿血"(溺血);伴有尿频、尿急、尿痛或肾绞痛的,中医称为"血淋"。朱丹溪所谓"痛者谓之淋,不痛者谓之溺血"是也。尿血多见于泌尿系统结核或肿瘤,分虚实两类。实证多属暴发,尿色鲜红,尿时多伴有溺涩之感;虚证多属久病,尿色淡红,尿时多无疼痛等不适感。血淋多见于急性尿路感染、泌尿系统结石等,其症尿中夹血,或尿色鲜红,排出不畅,灼热涩痛,引及少腹胀满而痛。

### 2. 急性精囊炎应与急性泌尿系统感染、急性前列腺炎鉴别

急性泌尿系统感染时尿常规见白细胞计数异常增多,中段尿培养阳性,直肠指检触不到精囊或精囊无异常改变。急性前列腺炎,直肠指检前列腺肿胀饱满,触痛

明显,局部发热,而精囊无异常。若直肠指检前列腺无急性炎症体征,可做前列腺按摩取液,与精液分别进行细菌学检查,如前列腺液培养无细菌或精液内有大量细菌与前列腺液细菌不同,则支持细菌性精囊炎的诊断。

**3.慢性精囊炎与其他有关血精的疾病鉴别**

(1)精囊癌。发生年龄多在 40 岁以上,血精症状发生较晚,色鲜红,肿瘤增大可伴有尿路刺激症状,直肠指检可触及精囊不规则硬结,B 超、CT、MRI 等检查有助于鉴别。

(2)精囊囊肿。发病以青壮年为多见,精液淡红色且有血性分泌物,囊肿较大时可有腹痛、排尿困难,直肠指检可触及囊肿,B 超、CT、MRI 等检查有助于鉴别。

(3)淋病性精囊炎。青年人易感率较高,精液色鲜红,可伴有射精疼痛、会阴部和尿道部胀痛、终末尿痛、血尿等症状,直肠指检前列腺增大、精囊触痛,影像学检查一般无异常发现。

## 七、治　疗

### (一)中医治疗

中医治法主要为滋阴降火、凉血止血,清热利湿、凉血止血,补脾健肾、补血止血。

#### 1.湿热蕴结,下注精室证

证候:病程较短,血精色鲜红量多,射精疼痛,尿频,尿痛,尿黄,尿血,小腹、腰、会阴疼痛,恶寒发热,口苦口干而黏,舌红苔黄腻,脉弦滑或濡数。

治法:清热利湿,凉血止血。

方药:四妙丸(《成方便读》),苍术、黄柏、牛膝、薏苡仁。

加减:加土茯苓、车前草、连翘、六一散可增强清热利湿之功,可加大蓟、丹皮、青黛增强凉血止血之力。尿痛者,加瞿麦、木通以通淋止痛;会阴部疼痛明显者,加蒲公英、败酱草以清热解毒,另加赤芍以活血祛瘀。

#### 2.阴虚火旺,灼伤血络证

证候:血精鲜红量少,或精中带血,腰膝酸软,耳鸣,头昏眼花,潮热,盗汗,心烦,口干渴,小便短少、黄赤,舌红少津,少苔或无苔,脉细数。

治法:滋阴降火,凉血止血。

方药:二至丸(《扶寿精方》)合六味地黄丸(《小儿药证直诀》),女贞子、旱莲草、熟地黄、泽泻、山茱萸、丹皮、山药、茯苓。

加减:口干舌燥加石斛、玄参以滋养胃阴;遗精盗汗加五味子以固涩止汗。

### 3.封藏不固,统摄失司证

证候:血精日久不愈,颜色浅淡而稀,腰膝酸软,性欲减退,头晕心悸,乏力气短,面色少华,纳少便溏,舌淡胖,脉细。

治法:补脾健肾,补血止血。

方药:四君子汤(《圣济总录》)加减,人参、白术、茯苓、甘草、黄芪、山药、熟地黄、菟丝子、侧柏炭、藕节炭、艾叶、甘草。

加减:若气虚下陷者,可加升麻、柴胡以升阳固摄;若见头晕眼花属肾精亏损者,可加鹿茸以填精补髓而固肾。

### (二)西医治疗

广谱抗生素,或依据细菌培养结果选择敏感抗生素治疗。

## 八、学术认识

廖润泉教授认为精囊炎在急性期以全身症状为特点,治疗上以抗生素为主,配合中医治疗。慢性精囊炎表现为血精,单纯应用西药治疗效果常不令人满意,运用中医治疗有一定疗效。廖润泉教授认为滋阴降火是治疗血精之常法。根据历代文献记载及临床观察,本病属阴虚火旺、血热妄行者最为多见。大凡病程较长,年龄偏大,体质较弱,追溯病史有房劳过度的血精患者,常可见到此证。二至丸合六味地黄丸为补益肝肾、滋阴降火之对证良方,盗汗加煅牡蛎、糯稻根须;腰酸加杜仲、川续断、桑寄生;头晕加枸杞、沙苑子、甘菊。肾阴既充,虚火既平,不用或少用止血之品,而血精自止。补益气血是治疗血精之本。如见中气不足、气虚下陷者,又宜补中益气汤为主,气血生化有源,血归脾统而安,则血精自愈矣。凉血止血是治血精之标,如大蓟、小蓟、侧柏炭、血余炭、藕节炭等,血遇凉则凝而不妄行。

### 九、病案分享

患者,男性,36 岁,2015 年 5 月 10 日初诊。平素嗜烟酒,喜食肥甘。半个月前行房出现血色精液,尔后反复出现 10 余次,经化验检查诊断为精囊炎。抗感染治疗后效果不佳。症见:口苦咽干,不思饮食,口渴不思饮,腰痛乏力,会阴部酸胀,小便黄,舌红边有齿印,苔黄腻,脉弦濡细。肛门指检:双侧精囊可触及,略隆起,有压痛。精液化验:红细胞(+++),白细胞(+),治以清利湿热,佐以益气养阴。方用:苍术 10 g,黄柏 10 g,薏苡仁 10 g,丹皮 10 g,太子参 15 g,生地黄 15 g,金银花30 g,败酱草 30 g,白茅根 30 g,每日 1 剂。并嘱其戒烟酒,节房事,少食肥甘。连服21 剂后,精液颜色灰白,镜检:红细胞(-),白细胞 2~6/HP。遂改服知柏地黄丸以资巩固。半年后随访无复发。

(孟永会)

## 第九节　前列腺炎

### 一、概　述

前列腺炎是中青年男性的一种常见病、多发病,往往与后尿道炎、精囊炎等同时发生,临床上有急性和慢性、细菌性和非细菌性、特异性和非特异性的区别,其中以慢性非特异性前列腺炎最为多见。据不完全统计,本病患者约占泌尿外科门诊患者的1/3 左右。其临床特点是发病缓慢,病情顽固,缠绵难愈,反复发作。由于前列腺包膜的血药屏障作用,药物难以进入前列腺局部发挥有效的治疗作用,所以疗效不够理想。

中医虽无"前列腺炎"病名,但对本病的某些临床症状却早有认识。本病多属于中医"热淋""白浊""白淫""劳淋"范畴。

## 二、中医病因病机

中医学认为,急性前列腺炎的基本病机为湿热蕴结;慢性前列腺炎的基本病机为本虚标实。肾虚、湿热、瘀滞是病变发展的三个重要环节,其中肾虚精关不固为发病之本,下焦湿热蕴结为致病之标,而气滞血瘀是疾病进一步发展的病理反映,三者相夹为患,互相影响,致使病情复杂。

## 三、西医病因病理

现代医学认为,急性前列腺炎多由葡萄球菌、链球菌及大肠杆菌等致病菌通过血行或淋巴传到前列腺,或尿道及泌尿生殖系统其他部位的感染向前列腺直接蔓延所致。慢性前列腺炎可由急性前列腺炎治疗不彻底而形成,但绝大多数患者均无急性阶段。也可由于房事过度、频繁性冲动、忍精不泄等,造成前列腺反复过度充血,使前列腺肿胀,日久腺体破坏,表现为慢性前列腺炎的病理变化。

慢性前列腺炎的病理变化主要是腺叶的纤维增生、腺管的阻塞及炎症细胞浸润等。腺管的炎症反应可使腺管梗阻,分泌物瘀积,引流不畅,从而加重局部组织的病变。

## 四、临床表现

### 1.急性前列腺炎的临床表现

(1)全身症状:一般发病急,可出现发热、恶寒等症状。

(2)局部症状:会阴区胀痛不适,小腹隐痛伴肛门坠胀,有些患者出现腰骶部、耻骨区或腹股沟部牵涉痛,可有尿频、尿急、尿痛等症状。

### 2.慢性前列腺炎的临床表现

其临床表现较复杂,症状多不典型,可有疼痛、排尿症状、前列腺溢液、性功能障碍及神经衰弱等症状。

## 五、诊　断

### 1. 急性前列腺炎诊断要点

（1）全身症状：一般发病急，可出现发热、恶寒等症状。

（2）局部症状：会阴区胀痛不适，小腹隐痛伴肛门坠胀，有些患者出现腰骶部、耻骨区或腹股沟部牵涉痛，可有尿频、尿急、尿痛等症状。

（3）体征：直肠指检可扪及肿大的前列腺，并有明显压痛，形成脓肿时可触及波动感。

（4）实验室检查：血常规检查可有白细胞计数及中性粒细胞计数升高，尿常规检查见白细胞有助于诊断，前列腺液常规检查可有白细胞计数升高。

### 2. 慢性前列腺炎诊断要点

（1）临床表现较复杂，症状多不典型，可有疼痛、排尿症状、前列腺溢液、性功能障碍及神经衰弱等症状。

（2）前列腺触诊可有轻度压痛，表面软硬不均，呈结节状或腺体缩小变硬等。

（3）前列腺液常规检查及分段尿或前列腺液的培养有助于诊断。

## 六、鉴别诊断

### 1. 急性尿路感染

以尿频、尿急、尿痛、腰痛为主，可伴有发热、寒战等全身症状，但前列腺不肿大，无压痛，前列腺液检查有助于鉴别。

### 2. 慢性前列腺炎

发病缓慢，病情较长，主要表现为少腹、会阴、睾丸等不适感，尿道口常有滴白。

### 3. 前列腺结核

多有泌尿系统结核病病史，可有尿频、尿急、尿痛等膀胱刺激症状，尿常规检查可有白细胞。肛门指检:前列腺可触及结节,质地稍硬,通过泌尿系统造影、前列腺穿刺活检等可协助诊断。

### 4.前列腺增生

多见于老年人,主要表现为尿频,夜尿多,排尿困难,甚至点滴不出。肛门指检:前列腺增大,表面光滑,无结节,中央沟变浅或消失。前列腺液常规检查及细菌培养、B超检查有助于诊断。

# 七、治　疗

## (一)中医治疗

### 1.辨证论治

(1)湿热蕴结证。

证候:一般发病急,会阴区、睾丸、小腹部胀痛,腰骶部酸痛,伴有尿频、尿急、尿道灼热等症状,小便黄赤,口渴喜冷饮。肛门指检:前列腺饱满、压痛明显,前列腺液较多,细菌培养多阳性,白细胞数升高。严重者可有全身发热、寒战等。舌红,苔黄腻,脉弦滑或数。

治法:清热利湿,分清化浊。

方药:八正散、龙胆泻肝汤或大分清饮。

(2)气血瘀滞证。

证候:病程较长,以疼痛为主,痛引少腹、睾丸及下腹部。肛门指检:前列腺压痛明显,质地不均,大小不等,可触及结节,前列腺液量少或无,细菌培养多阴性。舌暗,或有瘀斑,苔薄白,脉弦滑或数。

治法:活血化瘀,行气止痛。

方药:抵挡汤或前列腺汤加减。

(3)肾阴不足证。

证候:多见于中年人,尿末或大便时尿道滴白,甚至欲念萌动时即自行溢出,病久体虚,腰膝酸软,五心烦热,失眠多梦,遗精早泄,偶有血精。肛门指检:前列腺不大,压痛较轻,前列腺液减少。舌红,苔薄白,脉细微数。

治法:滋肾养阴,清泄相火。

方药:知柏地黄丸或大补阴丸加减。

(4)肾阳虚衰证。

证候:尿末滴白,腰酸乏力,萎靡不振,少腹拘急,小便频数,淋漓不尽,甚至阳事不兴,勃起不坚。肛门指检:前列腺软而稍小,压痛不明显,前列腺液量少,卵磷脂小体明显减少。舌淡胖有齿痕,苔薄白,脉细或弱。

治法:补肾助阳,固精。

方药:右归丸合金锁固精丸加减。

### 2.外治法

(1)坐浴疗法:可促进盆腔血液循环,促使炎症吸收。

(2)直肠内给药法。

(3)敷贴疗法:会阴部敷贴法或脐部敷贴法。

(4)针灸疗法。

(5)前列腺按摩疗法:急性前列腺炎禁用。

### (二)西医治疗

西医治疗主要采取抗菌治疗与对症治疗。

## 八、学术认识

### (一)注意辨病与辨证相结合

廖润泉教授在临床中十分强调辨病与辨证相结合。辨病与辨证二者之间是相互补充、协调配合的关系。

廖润泉教授认为在男科疾病的诊治中,辨证是对辨病的重要补充。不同的疾病在其发展变化过程中可能出现相同的证,例如阳痿和前列腺炎都可能出现肾虚肝郁的证,此时必须结合辨病,才能更好地指导下一步的论治。虽同样采用补肾疏肝的治疗方法,但因为阳痿和前列腺炎疾病的不同,具体补肾药和疏肝药的选择上则有不同。所以,廖润泉教授认为在男科疾病的诊治中,辨病对辨证也有重要的补充作用。辨病论治与辨证论治相结合是临床诊疗过程中的一种思维模式,可提高诊断水平和治疗效果。

### （二）宏观辨证与微观辨证相结合

廖润泉教授通过长期临床总结提出了精浊的微观辨证方法,即通过前列腺局部的触诊情况进行微观辨证。气滞血瘀证患者病理以腺管阻塞、盆底肌肉痉挛为主,前列腺腺体多坚韧,前列腺液白细胞数量多在正常范围。湿热下注证患者病理上以炎性前列腺液潴留为主,前列腺压痛明显,前列腺液量多、容易取出。肾阴不足证患者前列腺腺体多松弛,前列腺按出液量少或不能按出。肾阳亏虚证患者病理上以腺液分泌不足为主,按摩前列腺手感多松弛或扁小,很少有前列腺液被按出。

### （三）治病与治人相结合

在医学的发展过程中,不仅诊断、治疗技术得到了长足进步,医务工作者对患者诊断、治疗过程中的思维模式也发生了巨大变化。突出的变化就是从关注疾病到关注患者本身的一个转变,表现为越来越重视心理因素在发病机理中的作用以及对躯体疾病的影响。廖润泉教授在临床上就非常重视这一点,不仅关注疾病本身,还关注心理、家庭、社会因素对患者的影响。因男科患者常伴有明显的精神症状,廖润泉教授接诊时会主动关注患者的精神症状和生活工作情况,耐心地询问病史,注重对患者整体状态的调理。有研究显示,精浊患者60%～70%都有不同程度的焦虑或抑郁。这些患者常表现为过度关注身体某一细微症状,放大生理上的痛苦,一部分患者呈现出较为明显的心理疾病躯体化表现。因此,廖润泉教授主张在诊治精浊患者时,要和患者充分交流,使其暴露内心的矛盾,从而对其进行疏导。必要时可配合使用抗抑郁药物,这样可以通过有效改善患者的精神症状而显著提高疗效。

## 九、病案分享

患者,男,37岁。2015年4月16日因"会阴部疼痛不适,尿频、尿急1年"就诊。

初诊:患者自诉情怀少畅,喜沉湎于酒肆茶楼,近年来会阴部常感疼痛不适,尿频、尿急,滴沥不尽,小便色黄,大便有时干结,如厕努责时前阴出白物如膏糊,心烦眠差,且性事渐淡,舌暗红,苔黄腻,脉弦滑。前列腺液常规检查:卵磷脂小体减少,白细胞(＋＋),脓细胞(＋)。

中医诊断:精浊(肝郁不舒,湿热蕴结)。

治法:疏肝理气,清热除湿。

方药:逍遥散加减。柴胡 10 g,川楝子 10 g,郁金 10 g,佛手 10 g,白芍 20 g,葛根 20 g,龙胆草 10 g,夏枯草 15 g,淡竹叶 15 g,延胡索 10 g,小茴香 10 g,白术 10 g,法半夏 10 g,茯苓 10 g,生甘草 6 g。7 剂,水煎服,每日 1 剂,早、晚各 1 次。

1 周后复诊,患者诸症悉减,舌淡红,苔白微腻,脉弦细。初诊方去延胡索、小茴香、法半夏、龙胆草,加桃仁 15 g,红花 10 g 以活血散结。后随症加减调治 1 个月,诸症尽消,前列腺液复查均正常。

按:慢性前列腺炎为成年男性常见疾病,属中医"精浊"范畴。病机为湿、瘀、虚。故临床常以清热利湿、活血散结、补肾益精为治法,但效果不尽如人意。廖润泉教授认为,本病主要病机应责之于肝,因前列腺是足厥阴经所过之处,肝气不舒,病必循经而发;再者,肝主疏泄枢机,肾的主二阴、司开合、调精溺功能又需依赖肝之疏泄斡旋,才能发挥正常作用。

（葛平玉）

# 第十节　睾丸炎与附睾炎

## 一、概　述

睾丸炎是睾丸遭受感染后引起的炎性疾病,一般由附睾炎蔓延至睾丸,临床上分为急性非特异性睾丸炎与腮腺炎性睾丸炎两种。附睾炎是发生于附睾的非特异性感染,以中青年男性多见,临床有急性和慢性之分。中医认为本病属"子痈"范畴。其特征是睾丸或附睾的一侧或两侧肿大、疼痛,可沿精索向同侧腹股沟及下腹部放射,化脓或不化脓。

## 二、中医病因病机

中医认为肝脉循会阴,络阴器;睾丸属肾。子痈一病与肝肾有关,究其发病原因有二:一是湿热下注,外感寒湿,侵袭肌表,化生湿热;或饮食肥甘厚味,脾胃受伤,湿热火毒内生;或情志郁结,湿热内生下注膀胱而致气血壅滞,经络阻隔。如湿热壅结不化,热胜肉腐则为脓,而形成脓肿。二是跌打损伤,睾丸络伤血瘀,如瘀血不能消散吸收,兼感邪毒,亦可化热酿脓。另外,房事不节,忍精不泄,败精瘀血停滞经络之间,与湿热交作,而结为痈肿;或房事不洁,为毒邪所染,结而成痈。

## 三、西医病因病理

现代医学认为其感染途径有三:血行感染,淋巴感染,逆行感染。急性非特异性睾丸炎多由附睾炎累及形成,而腮腺炎则是导致单纯睾丸炎最常见的病因。睾丸炎、附睾炎最常见的致病菌为大肠杆菌、链球菌、葡萄球菌、铜绿假单胞菌,亦有淋球菌及衣原体等。急性非特异性睾丸炎,睾丸可呈不同程度的增大、充血,阴囊水肿,镜下见多个局灶性坏死,多核白细胞浸润,精曲小管有炎症、出血、坏死,甚至形成睾丸脓肿。腮腺炎性睾丸炎,肉眼可见睾丸明显肿大,呈蓝色、间质水肿,血管扩张;大量分叶核粒细胞、淋巴细胞、巨噬细胞浸润,精曲小管扩张,腔内有炎性细胞。急性附睾炎早期为蜂窝织炎,常见于附睾尾部,精曲小管上皮水肿,充满脓性分泌物,炎症进而蔓延至附睾体部及头部,导致整个附睾肿胀。肉眼可见附睾绷紧、肿胀,表面布满充血的血管,血管周围有炎性细胞浸润,血管渗出增加,管腔内充满大量分泌物;后期可继发纤维化,瘢痕组织可使管腔狭窄,甚至闭合形成硬结。慢性附睾炎,病变常局限在附睾尾部,伴有纤维组织增生,呈结节性改变;镜下见附睾小管阻塞,白细胞与浆细胞浸润。

## 四、临床表现

急性者,发病较急,初期恶寒发热,一侧睾丸或附睾肿大疼痛;当炎症波及精索时,精索增粗、硬痛,痛引少腹;炎症波及阴囊时,则阴囊皮肤红肿;化脓时,皮肤光亮而软;脓液穿破阴囊后,症状即迅速消退,创口亦渐愈合。因外伤所致者,初起肿痛明显,全身症状则不显,感染邪毒后,瘀血化毒酿脓时才出现红、肿、热、痛及全身发热。

慢性者则多由急性发展而来,亦有开始即为慢性者。一般无全身症状,附睾上有硬结,并有不同程度的触痛,精索亦可增粗、肿痛。有时可并发水疝,在慢性过程中可有不定期的急性发作。

## 五、诊　断

### 1. 急性子痈

(1)发病急,一侧阴囊内疼痛、坠胀,疼痛常放射至腹股沟及下腹部,伴发热、寒战等全身症状。

(2)患侧睾丸及附睾增大,精索增粗,触痛明显。

(3)实验室检查:①血常规检查白细胞计数明显增高,核左移;②尿常规检查可有白细胞或脓细胞,细菌感染的尿液或鞘膜液培养多为阳性。

(4)B超检查有助于了解附睾与睾丸肿胀及炎症范围。

### 2. 慢性子痈

(1)病程较长,患侧阴囊内隐痛、下坠感,或有急性子痈史。

(2)阴囊、睾丸、附睾肿胀不明显,但附睾质地硬,伴压痛;可见精索增粗或伴有鞘膜积液。

(3)实验室检查:血常规检查白细胞计数可见正常。

(4)B超检查有助于了解附睾与睾丸肿胀及炎症范围。

## 六、鉴别诊断

### 1. 中医鉴别诊断

(1)卵子瘟:即病毒性睾丸炎,为腮腺炎病毒遗毒于睾丸的疾患,有肠痈腮肿的症状或病史,睾丸虽肿痛但不化脓。

(2)囊痈:发于阴囊皮肤,局部红肿、渗液,但睾丸不肿大。

(3)子痰:起病隐匿,初起可触及结节,偶感酸胀,阴囊不红不热,经数年后形成窦道,并可流出稀薄如痰的脓液,经年不愈。

**2.西医鉴别诊断**

(1)睾丸扭转:常发生于青少年,局部症状明显,睾丸精索疼痛,放射至下腹部及腹股沟,阴囊皮肤可红肿、发热。全身症状较轻,体温及白细胞计数偶有升高,尿常规检查正常,体格检查可见睾丸上移,有明显压痛,附睾不在正常位置,阴囊抬高试验阳性。

(2)结核性睾丸炎:多为慢性,附睾逐渐增大,疼痛不明显。结核菌素试验、结核抗体检查及其他部位的结核病史有助于诊断。

(3)睾丸肿瘤:多为无痛性肿块。肿瘤内出血时可引起睾丸及附睾疼痛。肿瘤标志物及睾丸穿刺活检有助于诊断。

# 七、治 疗

## (一)中医治疗

### 1.辨证论治

(1)湿热下注证:多见于急性子痈或慢性子痈急性发作时,阴囊疼痛、红肿、灼热,皮肤紧张光亮,睾丸或附睾肿大、疼痛,痛引少腹,质硬,触痛明显,伴发热、口渴,小便短赤或刺痛,苔黄腻,脉弦数。治宜清热解毒、利湿消肿。选用枸橘汤加减,化脓时兼服透脓散。

(2)肝气郁结证:多见于慢性子痈,睾丸、附睾有较硬的肿块,有轻微的疼痛或不痛,可伴有精神抑郁、少腹胀痛等,舌偏暗,苔薄或腻,脉弦滑。治宜疏肝散结、活血消肿。选用橘核丸加减。

### 2.成方、验方

(1)龙胆泻肝丸,每次9 g,每日2次。

(2)逍遥丸,每次6 g,每日2次。

(3)知柏地黄丸,每次9 g,每日2次。

（4）贯众60 g,煎水代茶,用于急性子痈。

### 3.外治法

（1）急性子痈:外敷金黄散、玉露膏。阴囊水肿明显者,用50%硫酸镁溶液湿敷。注意卧床休息,托起阴囊,脓肿形成应及时切开排脓,注意不要损伤附睾。脓尽创面新鲜用生肌散外敷,或用依沙吖啶纱条换药。

（2）慢性子痈:用冲和膏外敷,或用葱归溻肿汤坐浴。

### （二）西医治疗

#### 1.一般治疗

急性期卧床休息,托起阴囊,口服止痛退热药物,避免性生活与体力劳动;慢性期合并前列腺炎者,可配合热水坐浴等疗法。注意保持会阴清洁,避免睾丸损伤。

#### 2.药物治疗

早期可选用广谱抗生素,足量足疗程应用,以控制感染。高热伴中毒症状明显者,可加用激素治疗。腮腺炎性睾丸炎因抗生素治疗无效,应以对症治疗、抗病毒为主。

#### 3.外治法

早期可用冰袋敷于阴囊,以减轻肿胀;后期热敷,可加速炎症吸收。疼痛严重者可用0.5%利多卡因行精索封闭。

## 八、学术认识

（1）睾丸炎中医称为子痈,由湿热下注厥阴之络,脉络不和,气血凝结而成。因此,治以清利湿热、疏肝活络,但需注意病程中的病机变化。其早期（治疗后1周内）患者表现为患侧阴囊局限性疼痛,沿输精管放射至同侧腹股沟区及下腹部或腰部,附睾胀痛和有下坠感,伴口渴、小便短赤或刺痛等,舌红,苔黄腻,脉弦,为肝经湿热证,治宜清热利湿、解毒消肿。而中后期（治疗1个周后）患者一般表现为患侧附睾局部疼痛基本缓解,附睾肿胀有所局限,主要表现为附睾结节,舌淡红,脉弦涩,为气滞血瘀证,治宜疏肝理气、活血化瘀。

（2）足厥阴肝经为患，多气多血之证，重气血调和，如病程日久，尤重血瘀。

（3）注意固护正气。湿热为患，热邪伤阴，若过用苦寒、清利之品，更致阴伤，故治疗过程中应注意养阴。

（4）中西合参，病证结合，结合现代医学，应用具有抗菌、消炎、解毒、镇痛等作用的中药，如栀子、鱼腥草等。

（5）一旦患病应及早诊治，治疗越早，效果越佳；治疗早期，应卧床休息，用阴囊托或布带将阴囊托起，减少局部刺激；治疗中后期，可适当热敷，改善局部血流，有助于附睾结节的吸收，但温度不宜超过 37 ℃，以免损伤睾丸生精功能。

### 九、病案分享

患者，男，37 岁。因"自觉睾丸疼痛，反复发作半年余"就诊。

初诊：自服三金片、甲硝唑病情有所减轻，但停药后反复发作。近日疼痛加重，发热恶寒，睾丸肿胀、疼痛，阴囊灼热，失眠，烦躁易怒，小便赤涩，舌红，苔黄厚，脉弦数。

治则：清利湿热，疏肝活络。

方药：龙胆泻肝汤加味。龙胆草 10 g，山栀子 10 g，黄芩 10 g，柴胡 12 g，泽泻 10 g，木通 6 g，车前子 10 g，当归 10 g，生地黄 12 g，川楝子 10 g，鱼腥草 15 g，延胡索 10 g，甘草 6 g。7 剂，每日 1 剂，水煎服。

二诊：睾丸肿胀，疼痛略减，口干，失眠，舌红，少苔，脉弦数。初诊方去泽泻、木通、车前子；生地黄加至 15 g，加知母、侧柏叶、白芍、莪术、川牛膝。7 剂，每日 1 剂，水煎服。

三诊：睾丸肿痛明显减轻，舌红，苔薄，脉数。二诊方续服 7 剂。

四诊：睾丸、附睾大小恢复正常，无疼痛，无触痛，已痊愈。

（申　军）

# 第十一节 男性不育

## 一、概　述

凡夫妇婚后1年,有生育愿望,未采取避孕措施而未孕育,或曾有孕育而后1年以上未再有孕育,由于男方因素造成女方不孕者,均称为男性不育。前者为原发性不育,后者为继发性不育。

男性不育是很多疾病或因素造成的结果,根据精子情况又可分为绝对不育和相对不育。中医文献有许多关于不育的记载,如"不育"之词最早见于《周易》,至《黄帝内经》开始,不育称为"无子",以后方书多用此名。《神农本草经》称不育为"无子""绝育",并有相应的药物治疗。

早在明代,中医就对器质性疾病引起的不育进行了描述。明代万密斋《万密斋医学全书》载有五种不育:一曰生,原身细小,曾不举发;二曰纵,外肾只有一子,或全无者;三曰变,未至十六其精自行,或中年多有白浊;四曰半,二窍具有,欲谓二仪子也;五曰妒,忌也,阴毒不良。王冰在《玄珠妙语》中提出"天、漏、犍、怯、变"为"五不男"。天即天宦,如男性先天性生殖器官发育不全等;漏指精关不固滑泄者;犍即后天阴茎及睾丸缺损者;怯即阳痿不举;变即男性假两性畸形。说明当时对男性不育已有较深刻的认识。

中医学早认识到心理因素对不育的影响,《济阴纲目》记载:聚精之道,一曰寡欲,二曰节劳,三曰息怒,四曰戒酒,五曰慎味。心理因素会造成夫妻双方出现性生活不和谐,忧郁、烦躁、自卑,进而导致肝郁化火,肝火引动相火,相火动则精液耗损,从而易发生不育。

西医对男性不育的认识体现在解剖学、生理学和病理学等学科研究发展的基础上。公元前2世纪,希腊著名科学家和哲学家,现代胚胎之父Aristotle在其著作中记录了男性生殖器官的解剖和生理的知识。1674年,荷兰的Hamm和Leeuwenhoek在显微镜下首先观察到人的精子,使男性生殖研究发生了从宏观至微观的历史性飞跃。1775年Spallan ganl对狗人工授精,首次证实了精子是使卵子受精的因子,形成男性学的雏形,也是人工授精的先驱。Berthold 第一个明确指出,精子是由睾丸产生的,并发现切除睾丸可使雄性特征消失,使人们第一次了解睾丸的内分泌功能。1978 年 7 月 25 日,世界上第一例试管婴儿的诞生,成为人类生殖医学史上新的里程碑,近年来辅助生殖技术的成就,使男性少精子症、弱精子症及无精子症的治疗进入了一个全新的阶段。

## 二、中医病因病机

中医认为肾藏精,主发育和生殖。肾脏精气的盛衰直接决定人体的生长、发育及衰老,亦直接影响性功能和生殖功能。肾气充盛促使"天癸"成熟,在男子则表现为精气溢泻,能和阴阳而有子。由于禀赋不足,内伤七情,外感六淫,脏腑虚弱,房事太过,饮食劳倦或跌仆损伤等致肾精亏虚,肾气败伤;或情欲不遂,肝郁失疏等出现无精、少精、弱精、死精、血精等,以及性功能减退,交合障碍之阳痿、早泄、不射精等。其病机关于先天而连及后天,波及有关脏腑、经脉。其病因不外外感、内伤,病情不外虚实两端,病机在肾、脾、肝,尤以肾为主。

### 1. 肾气虚弱

若禀赋不足,肾气虚弱,命门火衰,可致阳痿,甚至阳气内虚,无力射出精液;病久伤阴,精血耗散,则精少、精弱;元阴不足,阴虚火旺,相火偏亢,精热黏稠不化,均可导致不育。

### 2. 肝郁气滞

情志不舒,郁怒伤肝,肝气郁结,疏泄无权,可致宗筋痿而不举;或气郁化火,肝火亢盛,灼伤肾水,肝木失养,宗筋拘急,精窍之道被阻,亦可影响生育。

### 3. 湿热下注

素嗜肥甘滋腻、辛辣炙煿之品,损伤脾胃,脾失健运,痰湿内生,郁久化热,阻遏命门之火,可致阳痿、死精等而造成不育。

### 4. 气血两虚

思虑过度、劳倦伤心而致心气不足,心血亏耗;大病、久病之后,元气大伤,气血两虚,血虚不能化生精液而精少、精弱,甚至无精,引起不育。

## 三、西医病理生理

男性生育力的基本条件:①具备完善的下丘脑、垂体、睾丸和附属腺体系统;②具备平衡协调的下丘脑释放激素,促性腺激素和睾丸激素;③具有正常的精液输出通道;④所有生殖器官具有正常的血运和神经支配。上述条件任何一种异常均可致男性生育能力低下或男性不育。其发生的病理生理归纳如下。

### 1. 精液异常

(1)无精子或精子过少:精液中精子浓度低于 $0.2 \times 10^9$/mL 时女方受孕机会减少,易致不育。这种不育可分为永久性和暂时性,前者见于先天性睾丸发育障碍或睾丸、精囊严重病变者;后者多见于性生活过频导致生精功能衰竭,一般为精子减少而不是全无精子。

(2)精子质量差:精液中无活力的精子或死精子过多(超过20%),或精子活动能力很差,或畸形精子超过30%,常可造成不育。

(3)精液理化性状异常:正常精液射出后很快凝成胶冻状,在以后的 15 ~ 30 min内又全部液化。如果精液射出后不凝固,或液化不全常提示精囊或前列腺有病变。细菌、病毒感染生殖道也可造成精液成分的改变而引起不育。

### 2. 生精障碍

(1)睾丸本身疾病:睾丸肿瘤、睾丸结核、睾丸梅毒、睾丸非特异性炎症、外伤或精索扭转后睾丸萎缩、睾丸缺如等,均可造成生精功能障碍,引起不育。

(2)染色体异常:性染色体异常可使睾丸等性器官分化不良,造成真性两性畸形和先天性睾丸发育不全等。常染色体异常可导致性腺及生精细胞代谢紊乱。

(3)精子发生功能障碍:长期食用棉籽油可影响精子发生,也可造成精子发生功能障碍。

(4)局部病变:如隐性精索静脉曲张、巨大鞘膜积液等疾病影响了睾丸局部的外环境,或温度、压迫等,亦可造成不育。

### 3. 精子、卵子结合障碍

(1)精道梗阻:先天性输精管道的缺如、闭锁等畸形,手术结扎输精管,精道及其周围组织的慢性炎症等。

(2)逆行射精:膀胱颈曾做过手术或受到损伤或手术后瘢痕挛缩使尿道畸形,双侧腰交感神经切除术后或直肠癌经腹会阴手术后、糖尿病引起的会阴部神经损害,精索囊肿肥大,以及严重尿道狭窄,某些药物可引起支配膀胱的交感神经功能改变,导致精液不由尿道口射出,而逆行射入膀胱。

(3)外生殖器异常:如先天性阴茎缺如、阴茎过小、男性假两性畸形、尿道上裂或下裂、后天性阴茎炎症或损伤、阴囊水肿、巨大睾丸鞘膜积液等。

(4)男性性功能障碍:阳痿、早泄、不射精等。

### 4. 全身性因素

(1)精神和环境因素:生活环境突然改变导致长期精神紧张,进行高空、高温、超强度劳作及从事放射线工作等。

(2)营养因素:严重的营养不良,维生素 A、维生素 E 缺乏,锌、锰缺乏,钙、磷代谢紊乱,汞、砷、铅、乙醇、尼古丁、棉籽油等毒性物质慢性中毒,化疗药物治疗等。

(3)内分泌疾病:垂体性侏儒症、肥胖、生殖无能综合征、腺垂体功能减退症、先天性性腺不发育症、先天性生精不能综合征、高催乳素血症、垂体瘤或颅内感染等。

## 四、临床表现

男性不育是多种疾病引起的,临床表现也各不相同。以下是常见引起男性不育的疾病和临床表现。

### 1. 精索静脉曲张

精索静脉曲张多见于 20～30 岁的青年男子,左侧多见。患者站立时阴囊胀大,有沉重及坠胀感,可向下腹部或腹股沟放射,站立、行走时加重,平卧、休息后减轻。

局部检查在阴囊部位可见阴囊内有扩张和扭曲的浅蓝色蔓状血管丛,用手触诊可感觉到曲张静脉像蚯蚓团状。若平卧按压静脉团后随即消失,但站立时复现。

左侧精索静脉曲张常伴有对侧隐性或临床可检查出的精索静脉曲张,这就可解释为何一侧精索静脉曲张可导致双侧睾丸功能障碍,临床表现为不育。精液检查时,可见精子数目减少,精子活动力下降,不成熟的精子增多。精索静脉曲张伴有不育或精液异常者,不论症状轻重均需手术治疗,左侧精索静脉曲张应注意有无同侧肾肿瘤压迫精索内静脉。

### 2. 隐　睾

临床上可无任何症状,体格检查时可见阴囊一侧或双侧较小,有发育不全的外在表现,内无睾丸。多数在腹股沟部可见隆起物,轻推之隆起物能上下移动,可能为未降睾丸。摸不到睾丸时,应考虑腹腔内隐睾的可能性。根据睾丸所处的位置可分为腹腔型、腹股沟管内型或腹股沟管外型隐睾。有些隐睾患者同时可合并有泌尿生殖系统的畸形。由于睾丸位置不正常,可影响精子的形成或精子形态的改变,造成不育。

精液检查时,精子计数每毫升少于 2000 万个,或精子畸形率高。大部分双侧隐睾患者的精液中可无精子,其中个别患者可有内分泌不足的体征。8% ~15% 隐睾患者因发生睾丸肿瘤而就诊。

### 3. 病毒性睾丸炎

病毒性睾丸炎常继发于病毒性腮腺炎。表现为睾丸疼痛,不同程度肿胀,质地变硬,严重者可伴有高热、恶心、呕吐。约 30% 的患者可引起对侧睾丸炎,有 50% 的患者发生睾丸萎缩。

### 4. 附睾炎

(1)急性附睾炎:发病多较急,阴囊局限性疼痛,附睾迅速肿大,全身不适,体温可高达 40 ℃,可有尿道分泌物,或合并尿道炎、前列腺炎。检查患侧附睾肿大、发硬、触痛明显,如形成脓肿,有波动感,脓肿可自行破溃形成瘘管。

(2)慢性附睾炎:一般无明显症状,临床表现也颇不一致,可有局部不适及坠胀感,阴囊疼痛,疼痛可放射至下腹部及同侧大腿内侧,有时可有急性发作症状。体格检查可触及患侧附睾肿大、变硬,或仅能触及附睾上有一较硬的硬块,无压痛或轻度压痛。

## 五、诊　断

对男性不育的诊断,应从以下几个方面进行。

### 1. 了解病史

详细了解患者的职业、既往史、个人生活史、婚姻史、性生活情况、过去精液检查结果及配偶健康状况等。还应了解有无与放射线、有毒物品接触史及高温作业史,有无腮腺炎并发睾丸炎病史,有无其他慢性病及长期服药情况,是否经常食用棉籽油,有无酗酒、嗜烟习惯等。

### 2. 体格检查

检查的重点是全身情况和外生殖器。如体型,发育及营养状况,胡须、腋毛、阴毛分布,乳房发育等情况;阴茎的发育,睾丸位置及其大小、质地、有无肿物及压痛,附睾、输精管有无结节、压痛或缺如,精索静脉有无曲张等。

### 3. 实验室及其他辅助检查

检查内容主要包括精液常规分析、精液生化测定、精子穿透宫颈黏液实验、精子凝集实验、睾丸穿刺活检、输精管道的 X 线检查、生殖内分泌测定、遗传学检查等。精液常规分析的世界卫生组织规定标准为:$2\ mL \leqslant$精液量$< 7\ mL$,液化时间$< 60\ min$,黏液丝长度$< 2\ cm$,pH 值 $7.2 \sim 7.8$,精子浓度$\geqslant 20 \times 10^6/mL$,精子总数$\geqslant 40 \times 10^6$,精子成活率$\geqslant 70\%$,快速前向运动精子$\geqslant 25\%$,或前向运动精子$> 50\%$,正常形态精子$\geqslant 50\%$,白细胞计数$< 1 \times 10^6/mL$。

## 六、治　疗

### (一)中医治疗

古方多宗从肾论治,《石室秘录》提出治不育六法,即"精寒者温其火,气衰者补其气,痰多者消其痰,火盛者补其水,精少者添其精,气郁者舒其气,则男子无子者可以有子,不可徒补其相火也"。

### 1. 肾阳虚衰证

证候:性欲减退,阳痿早泄,精子数少、成活率低、活动力弱,或射精无力,伴腰酸腿软,疲乏无力,小便清长,舌淡,苔薄白,脉沉细。

治法:温补肾阳,益肾填精。

方药:金匮肾气丸合五子衍宗丸或羊睾丸汤加减。

### 2. 肾阴不足证

证候:遗精滑泄,精液量少,精子数少,精子活动力弱或精液黏稠不化,畸形精子较多,头昏耳鸣,手足心热,舌红,少苔,脉沉细。

治法:滋补肾阴,益精养血。

方药:左归丸合五子衍宗丸加减。

加减:阴虚火旺者,宜滋阴降火,用知柏地黄汤加减。

### 3. 肝郁气滞证

证候:性欲低下,阳痿不举,或性交时不能射精,精子稀少、活力下降,精神抑郁,两肋胀痛,嗳气泛酸,舌暗,苔薄,脉弦细。

治法:疏肝解郁,温肾益精。

方药:柴胡疏肝散合五子衍宗丸加减。

### 4. 湿热下注证

证候:阳事不兴或勃起不坚,精子数少或死精子较多,小腹急满,小便短赤,苔薄黄,脉弦滑。

治法:清热利湿。

方药:萆薢分清饮加减。

### 5. 气血两虚证

证候:性欲减退,阳事不兴,或精子数少、成活率低、活动力弱,神疲倦怠,面色无华,舌淡,苔薄白,脉沉细无力。

治法:补益气血。

方药:十全大补汤加减。

加减:精子成活率低、活动力差者,加淫羊藿、巴戟天、菟丝子、生黄芪;死精、畸形精子多者,加土茯苓、重楼;精液中有脓细胞者,加蒲公英、红藤、黄柏;精液不液化而呈团块状者,加泽泻、丹皮、麦冬、当归、生地黄等。

### (二)西医治疗

#### 1.生精障碍的内分泌激素治疗

(1)促性腺激素治疗:目前常用的促性腺激素有人绒毛膜促性腺激素和人绝经促性腺激素,主要用于治疗促性腺功能低下的性腺功能减退症。

(2)促性腺激素释放激素和人工丘脑治疗:促性腺激素释放激素适用于血清促性腺激素和睾酮正常或偏低、睾丸穿刺活检显示造精功能减退的原发性不育患者。

(3)小剂量雄激素治疗:雄激素对精子在附睾中的成熟过程有直接作用。可用$1\alpha$-甲-$5\alpha$-二氢睾酮小剂量治疗,疗程1年,适用于少精子症。

(4)激肽释放酶:此药从猪胰腺分离取得,可能通过影响性腺分泌,促进前列腺素合成与释放,使精液内生化成分改变,增加睾丸血流,增强附属性腺分泌活力,从而改善精子活动力。临床上用此药治疗原发性精子减少症、精子活动力和活动度减低的不育患者。

#### 2.免疫性精子活动障碍治疗

免疫性不育治疗主要从两方面着手,一是抑制男性自身抗精子抗体形成,二是一旦形成抗体,则应用精子处理技术,清除精子中的抗体或精选出未被抗体包裹的精子,不过疗效并不理想。

#### 3.抗感染治疗

生殖道感染可降低精液质量,非感染性精道分泌功能障碍也可影响生育,均应积极治疗。

#### 4.性功能障碍的治疗

不射精症大约70%为精神因素、性知识缺乏及性交方法不正确所引起,经过性教育,大部分患者能成功射精。使用电按摩器,可激发性兴奋并持续到射精。逆行射精者可口服碳酸氢钠碱化尿液,射精后排尿并收集尿中精子,用于人工授精;收集的精子中,添加4%白蛋白可提高生育力。

### 5. 手术治疗

(1)精索静脉曲张高位结扎术:该术适用于精索静脉曲张伴不育或精液异常者。不论精索静脉曲张症状轻重均为手术适应证。精索静脉曲张与不育之间的关系现已被广泛接受,能使约2/3的男子精液质量得到改善。

(2)输精管吻合术:该术适用于输精管结扎术后要求生育者。显微外科技术已经使得这些细微管道结构能够达到精确对合。

(3)输精管附睾吻合术:该术适用于精子肉芽肿或炎症后狭窄引起附睾梗阻。

(4)经尿道射精管切开术:无精子症患者若睾丸大小与穿刺活检正常,输精管造影证实为射精管梗阻者,可经尿道用内镜行射精管切开术或切除术。

(5)附睾精子吸取术:该术主要用于收集精子,行人工授精。

(6)电射精术:该术适用于脊髓损伤后遗症所致的不射精。

(7)隐睾固定术:该术适用于正规内分泌治疗无效的隐睾儿童或睾丸合并疝患儿。主张2岁时或2岁前做隐睾固定术。

## 七、学术认识

廖润泉教授认为男性不育的病因极为复杂,一般可概括为七情内伤、六淫侵袭、脏腑虚弱、跌打损伤、饮食不节、房事过频、劳倦损精、药物影响等,均可造成人体精气不足,出现无精、死精、少精、弱精、滞精、遗精而致使患者多年不育,严重者可能终身无法治愈。先天畸形(包括天宦),中医认为其为先天禀赋不足致使发育不全,引起小睾丸、小阴茎等,门诊中这类患者虽然不多,但难以治愈。七情内伤:过喜伤心、郁怒伤肝、忧则伤肺、思则伤脾、悲则伤肺、恐则伤肾、惊则气下均可导致肾中精气的耗伤,从而导致不育。六淫侵袭:外界各种感染都可引起不育,如腮腺炎、感冒、丹毒、肺炎、喉炎、前列腺炎、精囊炎、附睾炎、附睾结核等均可耗伤人体精气而发病。超过自己体力而强行房事或酒后纵欲,或服用各种药物而纵欲者,或婚外性生活过频而耗伤精气,导致不育屡见不鲜;或在青少年时期手淫过度,日行数次而耗伤阴精致婚后不育。过度节食造成营养不良,可致精气不足,精子低下而致不育;过食鱼、肉、蛋可致精滞不育(精液不液化);酗酒、嗜酒可杀精子或抑制精子的活动,或致精子畸形,严重者可致无精子症,造成终身不育。过食芹菜,可抑制精子的数量及活力;过食棉籽油可破坏睾丸内的精曲小管,造成人体的生精功能受损,形成无精子症。长期饮用浓茶、咖啡等也可影响精子的数量与活力。

廖润泉教授认为对男性不育的治疗以综合治疗为主,强调个性化治疗,充分利用现代医学的检查、检验方法,中西合参,各取所长。由此形成了其独到的治疗原则,提出了以下治疗理念:①对于首次就诊的不育患者,详细询问病史,完善相关检查,如精液常规、阴囊B超、性激素等,结合专科体格检查,对患者进行初步分类,确定治疗方案,需要手术干预的先行手术治疗,再结合中医治疗,而非对所有男性不育患者不加分析地给予中医治疗。②中医治疗强调辨证论治,反对一方包治所有男性不育患者,根据不同的证型调整治法和方药。③提出"辨精用药"的学术观点,即根据精液常规检查结果,结合中药的现代药理学研究,选用中药,如三七、黄芪、丹参、赤芍能促进精液液化,增强精子活力;补骨脂、女贞子、枸杞、黄芪等,富含丰富的微量元素锌、锰、硒等,利于精子的生成和活动,从而改善性功能和生育能力。

## 八、病案分享

患者,男,30岁。结婚数年未能生育,检查发现精液异常:精液不液化,精子活动率仅28.55%,快速前向运动精子不到5%,前向运动精子17%。舌红,少津,少苔或无苔,脉细数。

诊断:不育(肾阴亏虚)。

治则:滋阴,补肾,生精。

方药:六味地黄丸合五子衍宗丸加减。熟地黄12 g,知母10 g,山药12 g,茯苓10 g,枸杞15 g,菟丝子15 g,肉苁蓉15 g,山茱萸15 g,甘草10 g,三七粉3 g(另包冲服)。

同时,建议患者在日常的食物中多摄入锌、硒含量高且可以促进精子活动力的食品,如奶制品、黑豆、黑米和南瓜子等;避免长时间骑自行车、泡热水澡、穿牛仔裤等;要戒烟、戒酒。治疗3个月后,其妻子怀孕,足月后顺利分娩一男孩。

(何金军)

# 第十二节　精索静脉曲张

## 一、概　述

精索静脉曲张属于中医"筋瘤"范畴。精索蔓状静脉丛的扩张、异常伸长和迁曲称为精索静脉曲张,是青壮年男性常见病之一。青春期前少见,绝大多数发生在左侧,临床可表现为阴囊区持续的牵拉、坠胀感,站立及行走时加重。

## 二、中医病因病机

### 1.肝肾亏虚

禀赋不足、肾气不充、筋脉失养而发;或因房事不节、过耗肾气、肝血不足而发。

### 2.气滞血瘀

所欲不遂,肝气郁结,肝失疏泄,气机阻滞,气滞则血瘀,故阴囊血管迁曲、扩张。

### 3.外感寒湿

长期居住于寒湿之处或身涉冷水,血凝而气滞,阻于筋脉而发。

### 4.饮食不节

过食膏粱厚味或烟酒损伤脾胃,日久酿生痰湿,痰湿下注,阻滞筋脉而发。

### 5.劳作过力,阴部血脉外伤

局部气血失和,筋脉受损而发。

### 三、西医病因病理

西医认为精索静脉曲张的病因有先天解剖因素及后天因素。精索蔓状静脉丛由睾丸、附睾的静脉形成,上行至腹股沟内汇合成精索内静脉,再上行,左侧几乎成直角开口于左肾静脉,右侧成30°～40°斜角开口汇入下腔静脉。由于左侧精索静脉行程长,垂直进入肾静脉,血流阻力大,且左侧静脉易受乙状结肠的压迫及肠系膜上动脉和主动脉搏动时的压力影响,再加上精索内静脉管壁的结缔组织薄弱,患者若有精索静脉瓣先天性的缺乏或关闭不全,则更易出现精索静脉曲张。这也是精索静脉曲张多发生于左侧的主要原因。目前很多学者认为,这种患者中相当一部分可引起睾丸、附睾形态结构的改变和功能障碍,影响精液质量,成为男性不育的重要原因。

精索静脉曲张分为原发性和继发性两大类:原发性者由于解剖因素或本身静脉瓣薄弱引起精索静脉曲张;继发性者由于其他病变压迫,影响精索静脉回流所致。

### 四、临床表现

本病患者多无明显临床症状,多因不育体检时发现。少数患者合并有性功能障碍,为勃起不坚或阳痿。体格检查可在阴囊内摸到曲张的静脉团。

### 五、诊　断

#### 1.症　状

阴囊部坠胀不适,患侧睾丸部隐痛,疼痛可向腹股沟区、下腹、会阴部放射,久站或久行时症状明显,平卧可减轻或消失。

#### 2.体　征

临床将精索静脉曲张程度分为三级。轻度:触诊不明显,患者屏气增加腹压时方可摸到曲张静脉;中度:触诊即可摸到曲张静脉但外观正常;重度:曲张静脉如成团蚯蚓,触诊及视诊时均较明显。

### 3.辅助检查

(1)多普勒超声听诊器:可以判断精索内静脉中血液反流情况,多于早期或轻度的精索静脉曲张时即可做出明确诊断。

(2)X线静脉造影:经大隐静脉或股静脉逆行插管,通过股静脉、下腔静脉到左肾静脉,注入造影剂,正常情况下造影剂不应反流至精索内静脉。若部分反流,表明有轻度曲张;若反流导致全部精索内静脉充盈,则为重度曲张。

(3)精液常规检查:根据精子活力、畸形率等可初步判断精索静脉曲张对睾丸、附睾的损害。

## 六、鉴别诊断

### 1.丝虫性精索淋巴管扩张

精索增厚、迂曲、扩张,与精索静脉曲张相似,但有反复发作的丝虫性精索炎史,触诊于精索下部有较细的索团状肿块,立位明显,卧位减轻,可伴有鞘膜积液,入睡后外周血液可找到微丝蚴(有鞘膜积液者可在积液中找到)。

### 2.输精管附睾结核

可有阴囊部位坠胀不适的症状,但多伴见输精管增粗,呈串珠状硬结,附睾尾部不规则肿大、变硬。

### 3.慢性前列腺炎

常有睾丸胀痛,但多数伴有慢性前列腺炎的其他症状,如尿频、尿急、尿不尽感、会阴部胀痛或隐痛等,前列腺液常规检查显示白细胞增多,触诊无精索静脉曲张。

### 4.继发性（症状性）静脉曲张

系因肾肿瘤、肾积水、后腹膜肿瘤等病变压迫或癌栓阻塞肾静脉使静脉回流受阻所致的精索静脉曲张。可用下列方法初步鉴别:①鞠躬征,弯腰时血液回流压力较小,原发性者曲张的静脉团可缩小,而继发性者不改变。②挤空征,立位触及曲张的静脉团块后,两手指前后轻挤,由于回流改善,原发性者团块缩小,而继发性者的精索静脉曲张往往不能缩小。

## 七、治 疗

对精索静脉曲张无症状或症状轻微,而又未影响生育者,可以不必治疗;对可能因本病而影响生育或性功能者,除了中医治疗以外,配合手术治疗,可以减轻本病对睾丸和附睾的影响及帮助恢复睾丸、附睾的正常功能,多数临床疗效较好。

### (一)中医治疗

从中医辨证分析看,本病有虚有实,扶正或祛邪对不同的患者各有侧重,临床宜详细审察,勿犯虚虚实实之戒。无论虚实,均应考虑本病有局部气血阻滞的情况,故行气活血为治疗常法。

#### 1. 肝肾亏虚证

证候:睾丸坠胀不适,站久可有隐痛,阴囊局部青筋暴露,状若蚯蚓;或伴腰膝酸软、头晕目眩,舌淡,苔薄,脉细无力。

治则:补益肝肾,佐以理气通络。

方药:右归丸加味。熟地黄 30 g,山药 12 g,山茱萸 10 g,枸杞 12 g,菟丝子 20 g,鹿角胶 10 g(烊化),当归 10 g,杜仲 12 g,肉桂 3 g,丹参 18 g,鸡血藤 30 g。

#### 2. 瘀血阻络证

证候:阴囊局部青筋暴露,状若蚯蚓,睾丸胀痛明显、持久,并痛引少腹、会阴等,或局部胀痛不适,或局部时有刺痛,舌暗或有瘀斑,脉沉弦或涩。

治则:养血活血,化瘀通络。

方药:桃红四物汤。熟地黄 15 g,当归 12 g,白芍 9 g,川芎 9 g,桃仁 15 g,红花 9 g。

加减:若兼有腰酸等肾虚证,可加入菟丝子 30 g,沙苑子 18 g,以加强滋肾生精之力。

### 3.寒湿阻络证

证候：阴囊坠胀、发凉，痛引少腹，阴囊青筋暴露，状若蚯蚓，久立加重，伴腰膝酸软，或见身重倦怠，精清阴冷，舌淡红，苔白或白厚，脉沉。

治法：散寒祛湿，温经通络。

方药：甘姜苓术汤合桂枝茯苓丸。甘草 10 g，干姜 12 g，茯苓 20 g，白术 10 g，桂枝 10 g，丹皮 10 g，桃仁 10 g，赤芍 10 g。

加减：对手术后精液质量未能明显改善者，可加入菟丝子 30 g，肉苁蓉 15 g，以温肾填精。

### 4.痰热阻络证

证候：阴囊坠胀、灼热，阴囊青筋暴露，状若蚯蚓，伴脘腹痞满，口苦口黏，舌红，苔黄腻或黄厚，脉滑或滑数。

治法：清热化痰，散结。

方药：三妙丸加味。黄柏 12 g，苍术 15 g，牛膝 12 g，薏苡仁 18 g，丹参 18 g，浙贝母 15 g。

加减：湿热减轻后，可适当加入生精之品，如桑寄生、何首乌、女贞子等。

### （二）西医治疗

#### 1.精索内静脉栓塞疗法

通过股静脉或颈静脉插管，探知精索内静脉位置后，向精索内静脉注入栓塞物（如硬化剂、金属线圈、可脱离的气囊等），阻断血液反流。此疗法患者痛苦少，费用低，但有时有栓塞物脱落、精索内静脉破裂等并发症。

#### 2.精索内静脉高位结扎术

至目前为止仍是治疗精索静脉曲张的主要手术方法，疗效肯定，在一定程度上可改善精液质量，从而使一部分患者恢复生育能力。目前，有不少医院还开展了用腹腔镜进行此项手术，具有手术创伤小、效果可靠、术后恢复快等优点，可在同一操作孔同时处理双侧曲张的精索内静脉。

除上述方法外，还有腹膜后高位结扎术、精索内静脉与腹壁下静脉分流术、精索内静脉与大隐静脉分流术等。

## 八、学术认识

精索静脉曲张以往不受注意,近十多年来发现其可能造成男性精子质量及数量降低,影响男性生育力而开始受到重视。到目前为止,精索内静脉高位结扎术(包括栓塞疗法)对精索静脉曲张本身的疗效是肯定的,但结扎后的精液(精子)改善程度却并不尽如人意,西药治疗的疗效也不理想,且不良反应较多。中医对曲张静脉本身的治疗效果不如手术,但是在改善精液(精子)质量以及改善性功能方面,疗效确切。廖润泉教授认为精索静脉曲张,肾气亏虚为本,瘀血阻络为标。肾气亏虚则运血无力,瘀血回流不畅,滞留宗筋即可造成精索静脉瘀阻;若肝气郁结,气滞血瘀,亦可久而为筋瘤;若感受寒湿,气血阻滞,瘀血聚集亦可形成本病。廖润泉教授以活血化瘀为治疗精索静脉曲张的指导思想,辨证以肾虚血瘀为主要证型,治疗以益气通络、活血化瘀为主要方法,同时根据病情,或侧重益气补肾,或侧重活血化瘀,兼气滞者行气导滞,兼痰湿者祛湿化痰,以求标本同治。

## 九、病案分享

患者,27岁,司机。2012年1月3日因"婚后3年未育(排除女方因素)"就诊。

初诊:腰酸乏力,阴囊坠胀不适,舌淡暗,苔薄白,脉细涩。体格检查:精索静脉曲张左侧Ⅲ度,右侧Ⅰ度,睾丸左侧大小正常,质地偏软,右侧正常。精液检查:量2.5 mL,液化时间1 h,精子浓度$15 \times 10^9$/mL,精子活动率25%,精子活动力Ⅰ级,精子畸形率75%。

诊断:精索静脉曲张型不育(经脉瘀阻,精气不足)。

治法:祛瘀通络,益气生精。

方药:加味桂枝茯苓丸。桂枝10 g,茯苓10 g,丹皮10 g,白芍10 g,桃仁10 g,党参10 g,当归12 g,黄芪15 g,何首乌15 g,枸杞20 g,川牛膝20 g,甘草6 g。每日1剂,水煎服。

二诊:腰酸乏力,阴囊下坠好转。精液检查:量3.5 mL,液化时间<30 min,精子浓度$15 \times 10^9$/mL,精子活动率35%,精子活动力Ⅱ级,精子畸形率70%。继续服用初诊方。

三诊:腰酸乏力,阴囊下坠基本消失。精液检查:量3.5 mL,液化时间<30 min,精子浓度35×10⁹/mL,精子活动力Ⅱ级,精子畸形率50%。继续服用初诊方。

四诊:临床症状消失。精液检查:量4.5 mL,液化时间<30 min,精子浓度70×10⁹/mL,精子活动率70%,精子活动力Ⅳ级,精子畸形率25%。

1个月后,患者告知女方已怀孕。

（孟永会）

# 第十三节　阳　痿

## 一、概　述

阳痿是男性除未发育成熟或已到性欲衰退时期,性交时阴茎不能勃起,或虽勃起但勃起不坚,或勃起不能维持,以致不能完成性交全过程的一种病症。记载阳痿最早的中医文献为《马王堆医书·养生方》,称之为"不起",《黄帝内经》中则称为"阴痿""筋痿"。明代周之干首次以"阳痿"命名本病,在《慎斋遗书·阳痿》中有"阳痿多属于寒"的记载。在中医文献中"阴痿"与"阳痿"病名通用。目前,国内外医学文献多用勃起功能障碍作为阳痿的替换名。美国国立卫生研究院对勃起功能障碍的定义为:持续不能达到或维持充分的勃起以获得满意的性生活。该定义已获国际男科学界的广泛认可。但严格说来,阳痿与勃起功能障碍二者并不完全等同,因为勃起功能障碍除了勃起不能,还包括了阴茎的痛性勃起和异常勃起等疾病。

## 二、中医病因病机

中医学认为,阴茎属前阴,为宗筋所聚。阴茎的勃起是由一系列脏腑、经络及气血津液相互协调作用的结果,病因病机比较复杂,但总与肝、肾、心、脾功能失调密切相关。肾主生殖,并在肾精的基础上化生天癸,是相火发生的根源,而相火是启动人类性欲及宗筋勃起的原动力;心主君火,对相火有强大的支配和制约作用,亦可直接或间接地影响人的性欲和宗筋的勃起;肝藏血,主疏泄,又主宗筋,肝血在肝气的疏导下对宗筋的快速充盈是阴茎勃起的物质基础。由此看,肾、肝、心三脏与阴茎的勃起关系最为密切,故此三脏的功能失调是阳痿发病的主要原因。此外,脾为后天之本,气血生化之源,对天癸及宗筋都有润养支持作用。故脾功能的失调也可直接或间接导致阳痿的发生。年龄较小,或体质强壮者,其病多与心肝相关,是心神与情志之变;年龄较大,或体质衰弱者,又多与脾肾相联系,是虚损之疾。然其理归结到一点,阳痿乃阳道不兴、功能失用之故,其基本病理变化多为肝郁、肾虚、血瘀。主要病因病机有以下几种。

**1. 情志内伤**

(1)肝气郁结:情志不遂,所愿不得或悲伤过度,郁郁寡欢,致使肝气郁结;暴怒气逆,肝疏泄太过,日久均可致肝失调达,气血不畅;肝脉不畅,宗筋失充,而发阳痿。

(2)心脾两虚:忧思太过,劳心积虑,梦遗频繁等可损伤心脾,而致气血不足,宗筋失养,阳事不振;或工作繁忙,压力过大,精神过度紧张,日久而致气血暗耗,君相之火失于濡养,从而导致性欲低下,阳痿不举。

(3)惊恐伤肾:猝受惊恐,突遭不测,或乍视恶物,或素来胆怯,多疑善虑,房事之时突遇惊恐之事,以致恐则气下,而阳事不振。此外,久旷房事,阳事不用(如鳏夫孤居或夫妇长期两地分居等),或致君火衰惫,或致肝气郁结,或致败精阻窍而出现阳痿。

**2. 肾　虚**

(1)肾阳衰微,命火不足:禀赋不充,素体阳虚;或年老体衰,元阳不足;或久病及肾,损耗元阳等,致使肾阳衰微,命火不足,无力温煦鼓动宗筋,而致阳痿。

(2)肾精亏虚:禀赋不足,先天发育不良,或房事、手淫过度,或久病年老等均可导致肾精亏虚,元阳无以化,而发阳痿。

**3. 湿热伤筋**

形体肥胖,素有痰湿,过食膏粱厚味,而致湿热内蕴;或交合不洁,湿热毒邪盘踞肝经;或热病后湿热未清,下注肝经,均可致宗筋废痿不用,而发阳痿。

#### 4. 气滞血瘀

年老多病或患病日久,致脏腑气化功能减低,瘀血内生,阻滞经络脉道,影响气血的转输,宗筋失养而发阳痿。手术或外伤,可直接损伤宗筋或冲、任、督脉,亦可致瘀血内阻,致宗筋失用,而发阳痿。

### 三、西医病因病理

阴茎的勃起是一个极为复杂的心理、生理过程,需要诸多因素的协调与配合。生理上目前认为,阴茎勃起是由于海绵体的血液流入增加,同时血液流出减少,以致充血加剧。阴茎动脉血管扩张,是基于其平滑肌(受副交感神经的控制)松弛,而小静脉血管的闭塞是受海绵体充血的机械作用所致。副交感神经对阴茎的刺激源于下脊髓勃起中枢,该中枢受边缘系统影响。一氧化氮和有血管活性的肠多肽,起着从末梢神经细胞至血管壁平滑肌细胞的神经递质作用。在细胞内一氧化氮激活鸟苷酸环化酶,从而增加细胞内环磷酸鸟苷浓度,引起平滑肌松弛。此外,副交感神经元通过释放乙酰胆碱,作用于交感神经元的 α1 受体,抑制其释放去甲肾上腺素,从而防止血管收缩。存在于阴茎血管平滑肌细胞中的 5 型磷酸二酯酶,主要是促使环磷酸鸟苷降解,因此 5 型磷酸二酯酶抑制剂被认为是目前最好的抗勃起功能障碍药物。此外,正常的激素分泌、健全的神经反射及阴茎正常的解剖结构等,都是阴茎勃起的重要因素。已发现诱发勃起功能障碍的原因有数百种之多,归纳如下。

#### 1. 功能性勃起功能障碍

其是指阴茎勃起在各种环节上多无器质性病变,而是因精神或心理因素导致大脑皮质的性兴奋中枢呈抑制状态而引起的勃起功能障碍。

(1)社会心理因素:如在成长发育过程中受家庭的影响或幼年遭受精神创伤,对性问题持消极态度;或因夫妻关系不和睦,对女方缺乏爱情及信任;或因工作紧张,人际关系复杂,性生活环境不良,精神压力过重;或遇有重大变故,对性爱失去了兴趣等。

(2)情感因素:如性格孤僻,情绪抑郁,缺乏自信心,以及害怕女性妊娠,害怕染上传染病等。

(3)认知因素:如性无知,怀疑自己的生殖器发育不良,初次性交失败后的自卑心理,轻信某些传说,受某种宗教信仰的控制等。

### 2.器质性勃起功能障碍

其是指因器质性病变所致的勃起功能障碍。

(1)血管性勃起功能障碍:在器质性勃起功能障碍中占30%~40%,常见于大动脉炎、髂内动脉闭塞症、高血压、动脉硬化、盆腔外伤、阴茎背深静脉瘘或阴茎海绵体动-静脉短路等。

(2)神经性勃起功能障碍:多见于脑血管意外、脑脊髓损伤、酒精中毒、盆腔或阴部手术损伤神经等。

(3)内分泌性勃起功能障碍:多继发于下丘脑垂体肿瘤、甲状腺功能亢进或甲状腺功能减低、高催乳素血症、原发性睾丸功能低下,以及皮质醇增多症、肾上腺功能不足等疾病。

(4)药物性勃起功能障碍:可导致勃起功能障碍的药物有抗精神病药(吩噻嗪类,丁酚苯类,苯二氮䓬类,锂盐),抗抑郁药(三环类抗抑郁药,单胺氧化酶抑制剂),抗高血压药(利尿药,β肾上腺素受体阻滞药,中枢降压药,神经节阻断药等),皮质激素类(醋酸可的松,促肾上腺皮质激素),雌激素类(黄体酮,己烯雌酚),抗胆碱药(溴丙胺太林,阿托品),类固醇类雄激素拮抗药,成瘾药(酒精、大麻、尼可丁),其他类(苯海索,甲氧氯普胺,雷尼替丁,西咪替丁,地高辛,卡马西平,苯妥英钠等)。

(5)其他器质性勃起功能障碍:阴茎畸形,阴茎硬结症。

### 3.其他原因

多为多种因素所致或原因不明的勃起功能障碍,如年龄过大、糖尿病、肺源性心脏病、肝硬化、慢性肾功能衰竭等。

### 四、临床表现

### 1.典型症状

阴茎不能勃起或勃起不坚,无法插入阴道或能插入阴道但不能维持勃起进行满意的性交活动。1998 年 Rosen 按勃起功能障碍的定义,设计出只有 5 个问题的勃起功能国际问卷表。

以评分 <21 分诊断为勃起功能障碍,评分 >21 分诊断为无勃起功能障碍,分为重度(5~7 分)、中度(8~11 分)、轻度(12~21 分)。其敏感度为 98%,特异性为 88%。

### 2. 伴随症状

功能性阳痿多伴有抑郁、焦虑、失眠、健忘、头晕、耳鸣、腰酸、早泄等全身症状,器质性阳痿则有原发疾病的特有症状。

## 五、诊　断

### (一)症　状

成年男子性交时,阴茎不能勃起或勃起不坚,或坚而不持久,或放入阴道即痿软,不能获得满意的性生活。

### (二)病　史

现病史是诊断疾病的重要依据。现病史中应设法搞清下列 3 个问题:其一,除阳痿外有无合并其他性功能障碍,如早泄、性欲减退、射精异常、有无高潮等;其二,阳痿的程度(轻、中、重);其三,是心理性还是器质性阳痿。详细询问用药情况,外伤与手术史,生活习惯等。

### (三)体　征

全面的体格检查是诊断阳痿所必需的,其目的在于发现与阳痿有关的神经系统、内分泌系统、心血管系统及生殖器官的缺陷及异常。

### 1. 一般情况

应注意体型、毛发及皮下脂肪分布、肌肉力量、第二性征及有无男性乳房女性化等。可提示有无皮质醇症、甲状腺疾病、高催乳素血症、睾丸和肾上腺肿瘤等。

### 2. 心血管

必须测定血压和四肢脉搏。股动脉、腘动脉搏动消失或减弱提示可能有腹主动脉、髂动脉栓塞或狭窄。阴茎血供情况,除有专门检查手段外,体格检查时可用手指轻柔地按压和放松阴茎体部,观察阴茎头的血液充盈和回流情况。

### 3. 神经系统

着重注意下腰、下肢、会阴及阴茎痛觉、触觉和温差感觉,阴茎及脚趾的振动觉,球海绵体反射(当刺激阴茎头时,插入肛门内手指应感到肛门括约肌收缩)等神经系统变化情况。

### 4. 外生殖器

应仔细触摸阴茎海绵体,若有纤维斑块,提示有阴茎海绵体硬结症。包茎、包皮粘连或包皮系带过短等,均可影响正常勃起功能。还应注意睾丸大小、质地,有无鞘膜积液、附睾囊肿和精索静脉曲张等。

### (四)辅助检查

西医学认为阳痿有功能性与器质性之别,除常规检查尿液、性激素外,还可以做夜间阴茎勃起试验,或行 B 超、阴茎动脉测压、阴茎海绵体造影等检查,确定有无阴茎血流障碍。

## 六、鉴别诊断

### 1. 早 泄

阴茎勃起正常,但过早射精,一般性交时间不足 1 min 精液即排出,甚至阴茎尚未插入阴道即泄精,妨碍性生活的正常进行。

### 2. 假性阳痿

这是患者的自我意识,即阴茎能正常勃起进入阴道进行性交,很快达到高潮而射精并获得快感,但因不能满足对方而遭到非议,便自以为是阳痿而求治,故这种情况不属于"阳痿"范畴。

## 七、治　疗

引起阳痿的原因众多,除泌尿外科以外尚涉及精神神经病学、内分泌学、老年医学及心血管内科等专业。因此,阳痿是一各种原因引起的综合征。目前治疗方法有多种,如心理治疗,药物治疗(中药、西药),海绵体内注射血管活性药物,内分泌治疗,物理治疗,手术治疗等。要针对阳痿的病因才能治愈,但阳痿的病因往往不止一种,所以采用综合治疗(两种或两种以上方法)是提高阳痿疗效的重要方法。目前较一致的意见是:以口服药物、负压吸引装置及性知识教育为第一线治疗,海绵体内注射血管活性药物及尿道给药治疗为第二线治疗,阴茎人工假体植入为第三线治疗。

### (一)心理治疗

有阳痿疾病的存在,就会有心理问题的存在,无论这种阳痿的病因是器质性的还是功能性的。因此,心理治疗十分重要,应贯穿于治疗的整个过程。

心理治疗应对患者夫妇同时进行或分别进行。在全面了解患者发病特征和心理状况的前提下,帮助患者对自己的疾病进行必要的分析,并做出相应的性行为指导。常用的心理治疗方法有心理分析治疗,催眠治疗,行为治疗,夫妇共同性治疗,认知疗法等。性感集中训练是对阳痿患者进行心理治疗的一个重要组成部分。这种方法鼓励亲密接触,注意力重点放在建立感情交流和联系上,而不在性交上。第一阶段是爱抚,双方集中在互相给予肉体上的快乐,而不接触生殖器。第二阶段允许双方接触生殖器或其他性敏感部位,但禁止性交。第三阶段发生性交。在进入下一阶段前,双方的亲密程度要达到相互都感到快慰。该方法治疗阳痿的改善率在20%~80%,而性欲低下、夫妻关系不好及双方对治疗愿望不强烈者,心理治疗效果较差。

### (二)中医治疗

#### 1.肝气郁结证

证候:阳事不兴,或举而不坚,心情抑郁,烦躁易怒,胸胁胀满,善太息,纳食不香,舌淡或红,苔薄白,脉弦或细弦。

治法:疏肝解郁。

方药:逍遥散加减。常用药物:柴胡、枳实、薄荷、当归、白芍、炙甘草、白蒺藜、紫梢花、川楝子、醋延胡索、丹参等。

加减:肝郁化火,胸胁灼痛,口干口苦者,加丹皮、山栀子;化火伤阴,眼目干涩者,加枸杞、黄精。

### 2. 湿热下注证

证候:阴茎痿软,阴囊潮湿,瘙痒腥臭,睾丸坠胀作痛,小便色黄,尿道灼痛,胁胀腹闷,肢体困倦,泛恶口苦,舌红,苔黄腻,脉滑数或沉滑。

治法:清利湿热。

方药:龙胆泻肝汤或柴胡胜湿汤加减。常用药物:龙胆草、柴胡、甘草、茯苓、栀子、泽泻、车前子、蛇床子、当归、生地黄、蜈蚣、丹参。

加减:阴部瘙痒重者,加地肤子、苦参;阴部潮湿重者,加土茯苓、薏苡仁;后期湿热已除,当减量苦寒攻伐之品,少加沙苑子、白蒺藜、菟丝子等。

### 3. 脾虚胃弱证

证候:临房阴茎举而不坚,纳食减少,脘腹饱闷,身体倦怠,四肢乏力,面色萎黄,舌淡,苔薄,脉沉弱。

治法:补脾益胃。

方药:参苓白术散加减。常用药物:扁豆、党参、白术、茯苓、甘草、山药、莲子、桔梗、薏苡仁、砂仁、淫羊藿、枸杞、补骨脂、白蒺藜、蜈蚣、丹参等。

加减:纳差者,加焦山楂、炒麦芽;大便稀溏者,加焦神曲。

### 4. 气血瘀阻证

证候:阴茎临举不坚,经久不愈,或服滋补反甚,伴精神抑郁,会阴胀感,睾丸刺痛,或少腹抽痛,肌肤粗糙失润,多有动脉硬化、糖尿病或阴部外伤及盆腔手术史,舌暗,边有瘀点或瘀斑,脉沉涩或弦。

治法:行气活血,通脉振阳。

方药:血府逐瘀汤加减。常用药物:当归、生地黄、红花、桃仁、枳壳、赤芍、柴胡、桔梗、川芎、牛膝、紫石英、蛇床子、丹参、蜈蚣等。

加减:瘀久化热,烦躁易怒者,加知母、黄柏;少腹疼痛者,加延胡索、台乌药;会阴坠胀甚者,加黄芪、党参。

### 5. 心脾两虚证

证候:阴茎临房不举,或举而不坚、不久,心悸不宁,精神不振,失眠多梦,神疲乏力,面色无华,食少纳呆,腹胀便溏,舌淡,苔薄白,脉细弱。

治法:补益心脾。

方药:归脾汤加减。常用药物:党参、黄芪、白术、当归、生地黄、茯神、酸枣仁、木香、肉苁蓉、淫羊藿、补骨脂、菟丝子、白蒺藜、丹参、蜈蚣等。

加减:心悸不宁明显者,加生龙骨、生牡蛎;纳差者,加焦神曲、炒麦芽。

### 6. 惊恐伤肾证

证候:阴茎不举,凡有性欲要求时则心悸怔忡,易惊,精神苦闷,胆怯多疑,夜多噩梦,有被惊吓史,舌淡,苔薄白,脉弦细或细弱无力。

治法:宁神益肾。

方药:天王补心丹或启阳娱心丹加减。常用药物:人参、五味子、天冬、麦冬、柏子仁、玄参、丹参、桔梗、菟丝子、当归、远志、茯神、石菖蒲、生酸枣仁、巴戟天、枸杞、淫羊藿、蜈蚣等。

加减:腰膝酸软无力者,加怀牛膝、桑寄生;情绪惊恐不安者,加重镇静安神之品。

### 7. 肾阴亏虚证

证候:阳事不举,或举而不坚,多由正常而逐渐不举,终至萎软不起,伴腰膝酸软,眩晕,失眠多梦,遗精,形体消瘦,舌红少津,脉细数。

治法:滋阴补肾。

方药:左归丸或二地鳖甲煎加减。常用药物:熟地黄、枸杞、山茱萸、龟胶、鹿胶、菟丝子、牛膝、山药、丹参、蜈蚣等。

加减:阴虚火旺,阴茎易举不坚,梦遗,心烦不寐,夜热不安,小便短黄者,加生地黄、丹皮、女贞子、旱莲草等,或用知柏地黄丸加龟板、鳖甲、枸杞。

### 8. 肾阳不足证

证候:阳事不举,或举而不久,多由正常而逐渐不举,终至萎软不起,神疲倦怠,阴部冷凉,形寒肢冷,面色无华,头晕耳鸣,腰膝酸软,小便清长,舌淡胖,苔薄白,脉沉细。

治法:温肾助阳。

方药:右归丸加减。常用药物:熟地黄、山药、山茱萸、枸杞、杜仲、菟丝子、附子、当归、鹿胶、丹参、蜈蚣等。

加减:肾阳亏虚甚者,加淫羊藿、阳起石、露蜂房、蛇床子、仙茅等;兼气虚者,加黄芪、太子参、白术;尿后余沥,溲清频数甚或不禁,失精者,加金樱子、芡实、锁阳。

### (三)西医治疗

#### 1. 一线治疗

口服药物是当前首选的治疗方法。治疗勃起功能障碍的口服药物,根据其作用部位可分为两大类——中枢性和周围性。根据其作用机制,又可分为中枢启动剂(作用于中枢神经系统引起勃起),中枢调节剂(作用于中枢神经系统而加强对性刺激的反应),周围启动剂(作用于阴茎并引起勃起),周围性调节剂(强化平滑肌对性刺激的反应)。

(1)作用于中枢神经系统的药物:α 肾上腺素受体阻滞药,如育亨宾,对心理性勃起功能障碍有一定的疗效,但对器质性勃起功能障碍疗效甚微,其常用剂量为每日 20～30 mg;M 受体阻滞药,如酚妥拉明,口服治疗效果不如阴茎海绵体内注射,效果不确实和不良反应是影响其作为口服治疗的主要原因;多巴胺药物,DA 受体剂,如阿扑吗啡,口服或皮下应用此药时 60% 产生自发勃起;多巴胺能激动剂,如溴隐亭,临床上用以治疗高催乳素血症伴性功能异常,其起始剂量为1.25 mg,每日 2 次,每 3～7 日增加 1.25 mg,可逐渐增大到每日 10 mg;选择性 5 - 羟色胺再摄取抑制剂,如曲唑酮,为抗抑郁药,可阻断 5 - 羟色胺 2 受体和阻止突触前 5 - 羟色胺的再摄取。但与阿扑吗啡相比,用以治疗勃起功能障碍的前景不佳,常用剂量为每次 50 mg,每日 3 次。

(2)作用于外周的药物。5 型磷酸二酯酶抑制剂目前在国际上已经成为诊断和治疗勃起功能障碍的首选用药,总有效率为70%～90%,对功能性、器质性及混合型勃起功能障碍均有很好的疗效。心理性勃起功能障碍,一般在性交前 1 h,应用 5 型磷酸二酯酶 50 mg 即可,根据临床反应调整剂量。对器质性勃起功能障碍宜用 5 型磷二酯酶 100 mg。口服 5 型磷酸二酯酶后 1 h 内血浓度达到最高峰,在性刺激后起作用。

（3）内分泌治疗。睾酮制剂：首选十一酸睾酮胶丸，此外可选用十一酸睾酮注射液。主要用于原发性性腺功能低下患者。

### 2.二线治疗

真空缩窄装置治疗和海绵体注射活性药物治疗。海绵体注射活性药物治疗的常用注射药物：前列腺素 E，罂粟碱，酚妥拉明。

### 3.三线治疗

阴茎血管重建：适用于有明确动脉或静脉异常的患者，只有当其他治疗无效时，才应考虑手术治疗。

阴茎假体植入：主要是针对海绵体的器质性病变对其他治疗无效的患者。

## 八、学术认识

肾虚是阳痿发病的主要病机。肾虚可分为肾阳虚、肾阴虚、肾气虚、肾精不足，四者之间有联系也有区别，在治疗上运用补肾法的时候要辨证运用。现代研究发现情志因素所致肝气郁结、肝失疏泄，及湿热下注、气滞血瘀亦为阳痿发病之主要病机。肝郁、血瘀的治疗主要从肝肾着手，兼顾心脾，以疏肝、补肾、活血为总则，反对滥用燥烈温补。现代医学认为，阳痿的发生无论何种原因均会出现阴茎海绵体供血不足，因此无论何种证型均可适当加入活血通络之品，以改善阴茎血供，从而提高疗效。在中医治疗的同时亦可配合西药治疗，如口服 5 型磷酸二酯酶抑制剂，无创伤的真空缩窄装置治疗等。

## 九、病案分享

患者，男，48 岁。因"阳痿 1 年"于 2015 年 7 月 14 日就诊。

初诊：患者近 1 年工作繁忙、应酬较多，逐渐出现性交时阴茎勃起困难，勃起不坚，渐至完全不能勃起，曾自服"补肾片"，效果不佳。就诊时见心情烦闷，面红，时觉口苦，会阴部汗多，纳眠欠佳，大便正常，小便黄。有高脂血症病史，否认高血压、糖尿病病史。体格检查：男性第二性征正常，阴茎、睾丸正常。舌暗红，苔黄腻，脉数。

诊断:阳痿(湿热下注)。

治法:清利湿热。

方药:柴胡胜湿汤加减。柴胡5g,羌活5g,茯苓10g,泽泻12g,薏苡仁15g,黄柏5g,虎杖15g,当归10g,萆薢10g,苍术10g,生白术12g。14剂,水煎服,每日1剂,早、晚各1次。

二诊:服用14剂后,患者诉阴茎勃起渐佳,可完成性交,但勃起硬度仍不理想,其余诸症悉除。初诊方去虎杖、苍术,加菟丝子10g、川芎6g,服用10余剂后患者告知基本恢复正常。

按:本案为湿热下注导致的阳痿。患者过食肥甘、辛辣,生活不规律,酿生湿热,湿热下注,而萎弱不举,故治以清利湿热。方中柴胡疏肝解郁,黄柏、虎杖、苍术清热燥湿,茯苓、泽泻、萆薢、薏苡仁除湿利水,羌活解热祛湿,共奏清利湿热的功效。

(闫 安)

# 第十四节　遗　精

## 一、概　述

遗精是指男子青春期后非性活动而出现精液遗泄的病症,有梦遗与滑精之分。其中睡眠中因性梦发生的谓之梦遗;无梦而遗,或者清醒状态下无性活动而精液流出则称滑精。两者临床表现虽有差异,但病因基本一致,故将其概括为遗精论治。青春期后男子长期无手淫或性生活等形式排精,每月遗精2~3次且不伴有其他不适,则为生理现象。精液在体内储存了一定时间后,往往借助梦中的性活动或在性欲冲动时不自觉地排出体外,与"精满则溢"的道理基本相同。只有在梦遗过频或清醒时精液自流,并有头昏、精神萎靡、腰酸腿软、失眠等,或在色情思维及与异性的一般接触时出现遗精,才属病态。

遗精属于中医学"遗精""失精"或"精时自下"范畴。对遗精,《灵枢·本神》名为"精时自下",《金匮要略·血痹虚劳病脉证并治》中名为"男子失精",《诸病源候论·虚劳病诸候》中则称"失精"和"精溢",《普济方》中又名为"精漏",《丹溪心法》中始有"遗精"之正名,《杂病源流犀烛》与《类证治裁》二书又易名为"遗泄"。

## 二、中医病因病机

遗精以精关失固为病理表现,但病因有虚实之别,亦有五脏归属之不同。精之封藏在于肾,而精之主宰在于心,精之疏泄在于肝,所以遗精与心、肝、肾三脏关系尤为密切。遗精初起、年轻体壮者,多为心火、肝火及湿热扰动之实证、热证,或阴虚火旺,扰动精室;久病体虚,滑脱不禁伴有各种虚衰表现者,则常为脾肾虚寒,精关不固。总之,本病的发生,多由阴虚火旺,肾虚不固,劳伤心脾,湿热下注而扰动精室所致。

### 1. 阴虚火旺

劳神过度,情志失调,心阴暗耗,心阳独亢,心火久动,劫伤肾水,使心火不能下暖于肾,肾水不能上济于心,致心肾不交,应梦而遗。心有妄想,所欲不遂,或鳏夫久旷,意淫于外,心神不宁,君火偏亢,相火妄动,亦能扰精妄泄。

### 2. 湿热扰动

饮食自倍,肠胃乃伤。饮酒过度或过食肥甘厚味之品,则易致脾失运化而湿热内盛;或居处不洁,沾染湿热秽浊之邪,而湿为阴邪,其性重浊,湿性下流易袭阴位,湿热下注扰动精室则精关不固而遗精频作。《医学入门·梦遗》曰:"饮酒浓味,乃湿热内郁……故遗而滑也。"

### 3. 心脾两虚

思伤脾,愁忧恐惧则伤心。思虑过度,脾气亏虚,心血暗耗;或兼饮食不节,脾失升清固摄之能,均可致精关不固而发遗精。《景岳全书·遗精》曰:"因用心思索过度辄遗者,此中气有不足,心脾之虚陷也。"

#### 4. 肾虚不固

肾主封藏,先天肾气不足,抑或通精过早、色欲过度,暴恐伤肾,又或久病失养及肾,年老体衰,肾气虚损,均可致精关不固而生精液遗滑之患。

### 三、西医病因病理

西医对病理性遗精的损害及发病机制尚无明确认识,多数认为遗精属于继发症状,与泌尿生殖系统局部各种炎性刺激、自主神经功能紊乱、焦虑、抑郁、过度疲劳等有关。

#### 1. 泌尿生殖系统炎症

如后尿道炎、前列腺炎、精囊炎、精阜炎等刺激,可发生遗精。

#### 2. 神经中枢失调

受色情书刊等影响,长期过度思考有关性的问题,经常处于性冲动之中;或既往有过度手淫的不良习惯,致使神经系统功能失调,大脑皮质功能紊乱,脊髓射精中枢失控,导致遗精。

### 四、临床表现

睡眠中遗精,伴随性梦与否均可,每周2次以上,严重者可一夜多次,或者连续数日遗精;或清醒状态下无性刺激及性交射精愿望情况下发生精液遗滑。常伴随精神萎靡、腰膝酸软、心悸、头昏、失眠、多梦、耳鸣眼花、记忆力下降、注意力不集中等虚弱症状;或伴阳痿、早泄、阴囊潮湿、少腹会阴等局部疼痛不适等症状。

### 五、诊 断

体格检查,排除或确认包茎、龟头炎等局部刺激因素,尿常规检查、前列腺液常规检查、尿液或前列腺液细菌培养等均有助于明确继发遗精的因素。

## 六、鉴别诊断

### 1. 精　浊

以清醒状态下,在晨起、大便时或尿后努责出现尿道口白色分泌物排出,常有尿道灼热感、尿频、尿急、尿痛、尿不尽感等其他局部不适。遗精则以无明确性刺激或性行为主观愿望状态下精液自行排出为特征。两者也可同时出现。

### 2. 早　泄

以性刺激情况下过快射精或失去控制力为特点。遗精则以无明确性刺激下精液自行排出为特点。

## 七、治　疗

### (一)中医治疗

遗精辨证首分虚实。实则清泄,虚则补益固涩,虚实夹杂则清补兼施。初期实证居多,常见心火过旺或湿热下注,以清心安神或清热利湿为主,慎用补益固涩以防敛邪而缠绵难愈;久病或身体虚弱者,则多以脾肾不足为主,当健脾益气、益肾固精为先。总的治则:上以清心安神;中以调畅脾胃,升举清阳;下以益肾固精,清泻相火。

### 1. 阴虚火旺证

证候:梦中遗精,阴茎易举,头晕耳鸣,腰腿酸软,尤以遗精后次日明显,五心烦热,颧红口干,形瘦神疲,舌红少苔,脉细数。

治法:滋阴降火,收涩固精。

方药:知柏地黄丸加味。常用药物:黄柏、知母、熟地黄、山茱萸、山药、丹皮、泽泻、茯苓、芡实、五味子、金樱子。

### 2. 湿热下注证

证候:梦遗频作,口苦口臭,纳呆或食欲亢奋,胸胁苦满,精液黄稠臭秽,阴囊湿痒,包皮垢黄白量多,伴小便频赤臭秽、淋漓不尽,大便黏滞不爽,舌红,苔黄厚腻,脉弦滑数。

治法:清热利湿。

方药:龙胆泻肝汤或萆薢分清饮加减。常用药物:龙胆草、黄芩、黄柏、栀子、当归、生地黄、车前子、木通、泽泻、柴胡、苍术、薏苡仁。

加减:湿重于热者,以健脾利湿为主,酌予清热;热重于湿者,清热为先,勿忘利湿;久病湿热瘀阻而疼痛者,加桃红四物汤等活血之品。

### 3. 心脾两虚证

证候:遗精频繁,劳累后发作,甚至白日精液滑泄,心悸怔忡,失眠健忘,面色萎黄,四肢困倦,食少便溏,少气懒言,虚烦不眠,面色少华,形体瘦弱,舌淡,苔薄白,脉虚弱无力。

治法:调补心脾,益气固精。

方药:妙香散合水陆二仙丹加减。常用药物:人参、黄芪、远志、朱砂、山药、茯苓、木香、桔梗、芡实、金樱子。

加减:纳呆腹胀者,加炒神曲、鸡内金、炒麦芽;心悸重者,加龙骨、牡蛎等重镇安神之品。

### 4. 肾虚不固证

证候:多无梦而遗,或滑泄不禁,常伴性欲淡漠,阳痿,早泄,腰膝酸软,畏寒肢冷,面色㿠白,阴部发凉萎缩,精液清冷,夜尿清长,头晕眼花,齿摇发脱,舌淡胖,苔白滑,脉沉细。

治法:益肾固精。

方药:金锁固精丸加减。常用药物:桂枝、芡实、白术、莲子、沙苑子、龙骨、牡蛎、金樱子、锁阳、桑螵蛸。

加减:惊恐伤肾者,配合安神定志丸。

### (二)西医治疗

西医认为本病是由于大脑皮质持续存在性兴奋灶或外生殖器及附属性腺的炎症等原因诱发,治疗上多采取心理调节及生活调护等手段随因施法,亦可适当使用镇静药以降低大脑皮质的过度兴奋。对于生殖器官的炎症,应及时治疗,进而达到治疗遗精的目的。

### 1. 一般治疗

由于对性认识不足,往往把生理性遗精误认为遗精,于是产生紧张、恐惧心理,结果便导致真正的病理性遗精。对这类患者,医师要详细询问病史,耐心安慰、开导,对因缺乏性知识,受色情书刊等的引诱、过度手淫等所致者,应劝其自觉抵制色情淫秽书刊,建立正确健康的文娱活动,克服思想过分集中在性问题上或手淫的不良习惯。对于尿道炎、精囊炎、前列腺炎等原发病或包茎、包皮过长等,应积极治疗。

### 2. 药物治疗

伴眩晕、心悸、健忘、神倦、注意力不易集中者,可给予自主神经功能调节药,如谷维素。对精神紧张,易激动,抑郁焦虑者,可选用氯氮平、地西泮、舍曲林等镇静药。

## 八、学术认识

遗精是男科常见病,频繁遗精可干扰正常的工作生活,影响患者的身心健康。现代医学对于本病缺乏特殊的治疗方法,临床治疗效果不佳。中医学对遗精的诊治具备一定的优势。

遗精的治疗首先是要分清生理性遗精和病理性遗精;其次是辨虚实,不能一见遗精就补肾固涩,实证多以心肝火盛、湿热下注为主,虚证多以脾虚不摄、肾虚不固所致。遗精初起多是由于心火、肝郁及湿热,导致君相火动,扰动精气,致应梦而泄。长久遗精则可导致肾虚。早期的遗精当重在清君相火,宁心安神,清肝经郁火;遗精日久,肾精亏耗太甚,阴损及阳,致使阴阳俱虚时,又当滋阴补阳同用;若到了精关失约,滑泄无度的地步时,则当益肾固涩。

对于症状严重、病程较长的遗精患者,不能单纯依靠中医治疗,须结合现代化检查,了解有无包皮炎、尿道炎、精囊炎、前列腺炎等其他器质性病变,中西医结合双管齐下,在治疗原发病的同时,积极发挥中医辨证论治的特色。对于有慢性前列腺炎史或是因为慢性前列腺炎、精囊炎、尿道炎而导致的频繁遗精患者,可运用抗生素抗感染治疗;对于严重遗精者及遗精所导致的神经衰弱、思想负担重者给予必要的镇静剂治疗及心理疏导。

### 九、病案分享

患者,男,31 岁。因"遗精 3 个月"于 2015 年 9 月 20 日就诊。

初诊:患者近 3 个月遗精严重,3～4 日遗精 1 次,均为梦中遗精,曾自服金锁固精丸、六味地黄丸效果不佳,遂来就诊。患者体质强壮,性欲旺盛,详询病史,有手淫史数年,口干欲饮,手脚心发热出汗,腰膝酸软,夜间烦躁,眠差梦多,大便干结,小便黄,舌红,苔薄黄,脉弦细。

诊断:遗精(肾阴亏虚)。

治则:滋阴清热,收涩固精。

方药:知柏地黄丸加减。黄柏 10 g,知母 10 g,生地黄 12 g,熟地黄 12 g,山茱萸 10 g,山药 12 g,丹皮 12 g,泽泻 10 g,茯苓 12 g,栀子 10 g,芡实 15 g,金樱子 15 g,生牡蛎 20 g。7 剂,水煎服,每日 1 剂,分两次口服。

二诊:服初诊方 7 剂后,遗精发生 1 次,夜间睡眠较前改善,已不觉烦躁,嘱续服初诊方 7 剂。

三诊:患者服药期间已无遗精,嘱其继服初诊方 7 剂以巩固,随访 3 个月未再复发。

按:遗精一证,多从心肾论治,以有梦无梦论虚实。《成方便读》:"其有梦者,责之相火之强,当清心肝之火,病可自已。无梦者,全属肾虚不固,又当专用补涩,以固其脱。"本例患者年轻力壮,性欲旺盛,有梦而遗,手脚心热,烦躁易怒,综合舌苔脉象,辨证为肾阴亏虚证,治疗以知柏地黄丸加减清热养阴,同时稍加芡实、金樱子、生牡蛎以固涩,疗效较好。

(闫 安)

# 第十五节　早　泄

## 一、概　述

早泄是指在性交时,男方勃起的阴茎刚接触阴唇或未插入阴道即射精,或阴茎虽进入阴道,但在很短的时间内便发生射精,随后阴茎疲软,不能维持正常性生活的一种病症。古代中医文献对于本病有所记载,沈金鳌《沈氏尊生书》谓:"未充即泄,或乍交即泄。"《秘本金舟》中描述:"男子玉茎包皮柔嫩,少一挨,痒不可当,故每次交合阳精已泄,阴精未流,名曰'鸡精'。"早泄是最常见的男子性功能障碍,过去很少作为一种疾病就诊,随着社会的开放,性知识的普及,近年来就诊者日益增多。西医认为不能控制的过早射精并引起消极的身心影响可称为早泄,但目前还没有一个公认的定义。

## 二、中医病因病机

中医认为精液的藏泄与心、肝、脾、肾功能有关,肝失疏泄,制约无能,心脾两虚,阴虚火旺,肾失封藏,湿热侵袭以致精关不固,均可降低射精控制力。

### 1. 肾气不固

肾藏精,为封藏之本,先天不足,素体发育不良或房事不节,损伤肾气,精关不固而发生早泄。

### 2. 阴虚火旺

多因早婚、稚弱之年,肾气未充,又伐伤过早,以致肾阴不足,虚热内生,相火妄动,精关不固而致早泄。

### 3.心肾不交

心属火,肾属水。思虑劳伤,劳神太过,损伤心肾,阴血不足,虚火上炎,心肾不交,水火失济,精室被扰,阴精失位而引起早泄。

### 4.心脾两虚

思虑过度,劳伤心脾,心伤则五脏六腑皆摇,脾伤则后天生气及生化之源失职,气血亏虚,肾精不充,封藏失职而致早泄。

### 5.肝经湿热

素体阳盛或过食醇酒厚味,内伤脾胃,运化失常,湿热内生,循肝经下注,疏泄失常,热扰精室,封藏不固而致早泄。

### 6.肝气郁结

所思不遂,所求不得,以致肝气郁结,精关疏泄失常,约束无能,故每临房事而早泄。

### 7.惊恐伤肾

骤然惊恐,肾气受损,封藏失职,精无所藏,心神浮越,心神不宁,精无所控故成早泄。

## 三、西医病因病理

早泄发生的原因目前还不是很清楚,其病因多半出在神经中枢,可以是神经中枢兴奋性过高,射精中枢太敏感,也可以是高级射精中枢抑制过程的减弱,而骶脊髓内射精中枢的兴奋性过高。因此,即使在没有性交时,只要这些神经中枢兴奋抑制不平衡或受到过度刺激时,也可以射精。当然,除了神经反射外,早泄与遗传倾向、较差的整体健康状况、肥胖、前列腺炎、甲状腺激素失调、情绪问题和压力及精神创伤性的性经历等因素有一定关系。随着研究深入,发现躯体疾病、神经电生理紊乱等因素亦可引起早泄,而心理环境因素可能强化早泄的发展。另外,手淫、酒精中毒、脊髓损伤也有引起早泄的可能。

## 四、临床表现

早泄尚无一个完全统一的标准,一般说来,早泄者性交时间极短,或勃起的阴茎未插入阴道即排精,或开始性交时,阴茎刚接触阴唇,甚至尚未接触就射精,阴茎随之软缩,使性交不能继续下去而被迫中止,常伴有遗精及头晕眼花、耳鸣、精神萎靡、腰膝酸软等全身虚弱症状。2015 年国际性学会对早泄的定义:①从初次性交开始射精往往总是在插入阴道 1 min 左右发生(原发性早泄),或者射精潜伏时间有显著缩短,通常为 3 min(继发性早泄);②总是或几乎总是不能延迟射精;③消极的身心影响,如苦恼、忧虑、沮丧和(或)躲避性生活等。

## 五、诊　断

### (一)症　状

阴茎未插入阴道、插入阴道时或阴茎在插入阴道后不足 1 min 即发生射精且持续 1 个月,致使性功能正常的妻子在性交中不能达到性欲高潮和性满足者。

早泄的诊断主要依据患者及其伴侣对性生活的描述,重视患者的病史和性生活史;结合中国早泄患者性功能评价表(CISFPE)进行综合评价,13 分以上为轻度早泄,10～13 分为中度早泄,5～9 分为重度早泄。

### (二)辅助检查

尿常规检查可确定有无合并尿路感染;前列腺液常规检查可帮助诊断有无合并慢性前列腺炎;精液常规检查可帮助诊断有无合并慢性前列腺炎、精囊炎;内分泌检查做血清睾酮值的测定,以排除内分泌性早泄;精神心理个性检测法等进行精神心理学分析,都有助于了解患者的精神心理状况,以便对症治疗;阴茎震感阈测定法来测定阴茎感觉度阈值变化,有助于了解阴茎感觉度和感觉神经的功能。另外还要注意第二性征及外生殖器的检查。

### 六、鉴别诊断

#### 1. 阳 痿

阳痿指阴茎不能勃起或勃起不坚,而不能进行性交。早泄则是性交时阴茎能勃起,但因过早射精,以致影响正常性交。两者有一定关系,早泄的进一步发展可出现阳痿。临床上不少阳痿患者,在发病初期多有早泄现象。

#### 2. 遗 精

遗精是在无性交状态下,频繁出现精液遗泄,当进行性交时可以是完全正常的。早泄则是在进行性交时,阴茎刚插入阴道或尚未插入阴道即射精,以致不能正常进行性交。早泄为有性交准备,遗精为意念妄动无性交准备而精自遗。临床上两者多兼见。

#### 3. 生理性早泄

新婚初期,或久别重逢,因为情绪过于兴奋、激动,可偶然出现一次或数次早泄,但经过调整即可自动恢复,不足为虑。

#### 4. 假性早泄

假性早泄指男性阴道射精潜伏时间在正常范围内且具有射精控制能力,但女性无性高潮体验,达不到性的满足,女方及自身皆以为是早泄而求治。其实质为女性性高潮障碍。

### 七、治 疗

早泄的发病是一个多因素影响的结果,早泄的治疗也应该是一个系统性的治疗,它包括心理治疗、行为治疗、药物治疗等。早泄从根本上说是射精所需的刺激阈太低,故如何提高射精的刺激阈是克服早泄的关键。

### (一)心理治疗

相当数量的早泄患者是由心理因素所致的,因此应用心理疗法是治疗早泄的一种重要手段,可以调动患者的积极因素,及时纠正和帮助患者心理上的不足,产生良性循环。它需要夫妻双方的合作,要使双方了解重建射精条件反射的必要性及可能性,消除患者焦虑心理,建立患者信心,以促进疾病的早愈。如性感集中训练法。

### (二)行为治疗

行为治疗的原则是教育患者注意体验性高潮前的感觉,在尚未到不能控制之前,降低或停止阴茎抽动,使性感觉减退后重新活动。如:增加射精的次数,使男性性欲降低,兴奋性得到释放,刺激值提高,第二次性交时射精常可延长;改变性交体位,女上位可使女性性高潮提前到来,得到性满足,而男下位可使肌肉松弛,兴奋性降低,最终与女方共同到达高潮;外生殖器冷敷法,冷敷阴茎和阴囊使血管收缩,血供减少,同时还能转移男方的注意力,消除紧张情绪,可延缓早泄;阴囊牵拉法,在男性性高潮前用手向下牵拉阴囊及睾丸即可以降低兴奋性,以此延缓射精;还有避孕套法、中断排尿法(耻骨肌训练法)、挤捏法等。

### (三)中医治疗

早泄需辨虚实、明脏腑、审寒热、分阴阳。疾病早期、湿热、年轻健壮者多属实证,用泻法,以清利为主。早泄日久、久病体虚、年老体弱者多属虚证,当以补虚固精为主。

#### 1. 肾气不固证

证候:未交即泄,或乍交即泄,性欲减退,伴腰膝酸软或疼痛,小便清长或不利,面色无华,舌淡,苔薄白,脉沉弱或细弱。

治法:补肾固精。

方药:金匮肾气丸加减。常用药物:熟地黄、山药、山茱萸、泽泻、茯苓、丹皮、附子。

加减:滑精者,酌加五味子、金樱子、芡实、桑螵蛸等。

### 2. 阴虚火旺证

证候:阳事易举,乍交即泄,或未交即泄,伴五心烦热,潮热,盗汗,腰膝酸软,舌红,苔少,脉细数。

治法:滋阴降火,补肾涩精。

方药:知柏地黄汤加减。常用药物:生地黄、山萸肉、山药、泽泻、丹皮、茯苓、知母、黄柏。

加减:梦遗,心烦不寐,夜热不安,小便短黄者,加龙骨、牡蛎、女贞子、旱莲草等。

### 3. 心肾不交证

证候:阳事易举,早泄或梦遗,腰酸腿软,心烦不寐,舌红,少苔,脉细数。

治法:交通心肾,潜阳固精。

方药:交济汤加减。常用药物:黄连、肉桂、龙骨、党参、黄芪、当归、麦冬、柏子仁、熟地黄、山茱萸。

加减:遗精甚者,可加金樱子、芡实、牡蛎、五倍子、五味子、鸡内金等。

### 4. 心脾两虚证

证候:行房早泄,性欲减退,伴四肢倦怠,气短乏力,多梦健忘,纳少便溏,心悸寐差,苔薄,舌边有齿印,脉细弱。

治法:健脾养心,安神摄精。

方药:归脾汤加减。常用药物:白术、茯神、黄芪、龙眼肉、酸枣仁、人参、木香、甘草、远志、大枣、生姜。

加减:气不足,出现头昏、耳鸣、腰膝酸软者,加莲子、山药、芡实、桑螵蛸、龙骨、龟板等。

### 5. 肝经湿热证

证候:交则早泄,性欲亢进,伴烦闷易怒,口苦咽干,阴囊湿痒,小便黄赤,舌红,苔黄腻,脉弦滑或弦数。

治法:清肝泻火,利湿泄浊。

方药:龙胆泻肝汤加减。常用药物:栀子、黄芩、柴胡、生地黄、车前子、泽泻、木通、当归等。

加减：尿浊者,加薏苡仁、萆薢。

### 6. 肝气郁结证

证候：早泄,精神抑郁,胁胀,少腹胀痛,胸闷,善太息,少寐多梦,舌淡,苔薄白,脉弦。

治法：疏肝解郁。

方药：逍遥散加减。常用药物：柴胡、白芍、当归、白术、茯苓、合欢皮、薄荷、生姜、甘草。

加减：肝郁化火,胸胁灼痛,口干口苦者,加丹皮、山栀子;肾气虚者,加芡实、熟地黄、山药、五味子等。

### 7. 惊恐伤肾

证候：早泄,心悸易惊,坐卧不安,夜寐多梦,胆怯多疑,舌如常,苔薄白,脉弦细。

治法：宁心益肾。

方药：安神定志丸加减。常用药物：石菖蒲、远志、人参、茯苓、龙齿、磁石。

加减：可酌加沙苑子、菟丝子,以增强补肾固精、止遗固泄之功。

### (四) 西医治疗

#### 1. 药物治疗

目前临床常用药物主要有选择性 5-羟色胺再摄取抑制剂、三环类抗抑郁药、表面麻醉药、5 型磷酸二酯酶抑制药等。另外也要注重原发病的治疗,如尿道炎、前列腺炎、精囊炎、精阜炎等所致的早泄,应使用抗生素治疗。

#### 2. 手术治疗

目前国内外还没有充分的数据证明早泄外科手术治疗的有效性和安全性。国内一些专家认为若因包皮及系带过于敏感引起的早泄需行包皮环切术、阴茎系带松解术、阴茎系带内羊肠线植入术。阴茎背侧神经选择切断术、阴茎背神经射频消融术等手术治疗是药物等治疗无效的最后选择。

## 八、学术认识

廖润泉教授认为射精快慢,个体差异较大,早泄患者因不能满足女方性生活要求而产生焦虑、紧张、恐惧心理,这些心理上的障碍会进一步加重早泄症状,形成恶性循环,所以治疗要首先解除双方心理顾虑,树立信心,夫妻同治,使妻子理解、配合。早泄的治疗效果,个体差异较大,影响因素很多,在治疗时要采用多种方法(药物、心理、行为、物理)综合治疗。

早泄的治疗,虚证以补为主,实证以泻为主,虚实夹杂者补泻兼施。补肾以平补为主,忌太滋腻或过温燥,补肾同时宜健脾补气、养心滋肝。实证者以清泻为主,如淡渗利湿、甘寒清火、清心导赤等。早泄不全是虚证,不能滥用固涩法,不能一见早泄就使用金锁固精丸。早泄患者多伴有肝郁,但在治疗时不能过度疏肝。因早泄而肝疏泄太过,治疗应使用酸甘类药物来收涩缓急。在使用药物治疗的同时要加强性知识的教育,让夫妻双方了解男女的生理特点,进行控制射精训练,交替使用冷热水浸泡阴茎头降低其敏感性,多方面综合治疗以达到理想效果。

## 九、病案分享

患者,男,40岁。因"早泄2年"于2016年9月10日就诊。

初诊:患者近2年出现早泄,性生活时间较以前明显缩短,甚则出现乍交即泄,逐渐加重。小腹偶有胀痛不适,久坐或劳累后加重,阴囊潮湿;全身困倦,易出汗,头发油腻。大便稀。舌红,舌边有齿痕,苔黄厚腻,脉沉弦。

诊断:早泄(湿热下注)。

治则:清热利湿。

方药:龙胆泻肝汤加减。黄芩10 g,黄柏10 g,知母10 g,龙胆草15 g,栀子10 g,蒲公英20 g,丹皮15 g,泽泻12 g,茯苓20 g,车前子15 g,菟丝12 g,枸杞12 g,生甘草6 g。7剂,水煎服,每日1剂,分两次口服。嘱:忌饮酒,忌食辛辣、油腻食物。

二诊:服药7剂后,阴囊潮湿、全身困倦减轻,早泄稍微改善。患者觉心烦,口干,舌红,苔少。患者湿热之邪已退,见气阴两虚证,予滋阴清热、补肾固精。处方:生黄芪20 g,黄柏10 g,知母10 g,山萸肉10 g,山药15 g,熟地黄15 g,丹皮10 g,

泽泻 10 g,茯苓 20 g,栀子 10 g,车前子 15 g,菟丝子 12 g,枸杞 12 g,生甘草 6 g。14剂,水煎服,每日 1 剂,分两次温服。

随访,患者服二诊方 10 余剂后性生活时间逐渐恢复正常。

（闫 安）

# 第十六节 隐 睾

## 一、概 述

隐睾或睾丸下降不全,是指一侧或双侧睾丸未降入阴囊而停留在睾丸下降途径的某一个部位,如后腹膜、腹股沟管或阴囊内高位某处。病因不明,可能与在胚胎期母体的内分泌不足有关,也可能是机械因素使睾丸在下降过程中在某处受阻。隐睾除影响生育外,还较易发生睾丸肿瘤。

隐睾分真性隐睾(睾丸未降)和假性隐睾(睾丸下降不全)两种。假性隐睾是指在阴囊内摸不到睾丸,但阴囊上方或腹股沟部可摸到睾丸;真性隐睾不但在阴囊内摸不到睾丸,即便是在阴囊上部或腹股沟处也摸不到睾丸,其位置过高,常位于腹腔内。临床上还有一种称之为滑行睾丸,是指睾丸在阴囊很容易被推入阴囊上部或腹股沟管内,但又很易返回原处。它不同于睾丸上缩,也不属于异位睾丸,但其睾丸组织学变化与隐睾相同,故应与隐睾同样对待。

隐睾发病率在生长发育中逐渐降低,据统计,早产儿的发病率约 30%,新生儿为 4%,1 岁时为 0.66%,成年人为 0.3%,表明睾丸的下降是一个渐进的过程,在出生后睾丸仍可继续下降,但一般至出生后 9 个月,继续下降的机会明显减少。未降睾丸 70% 居于腹股沟管,25% 位于腹膜后,5% 位于其他部位。单侧、双侧隐睾之比约 5∶1,右侧者较左侧者稍多见。隐睾可能有遗传性,文献曾有兄弟同病和父子同病的报道。

隐睾不但是男性不育的原因之一,而且易发睾丸肿瘤。研究人员发现约 11%的睾丸癌患者是隐睾患者,而隐睾发生恶变的机会是正常位置睾丸的 30 ~ 50 倍。

单侧隐睾患者的另一侧睾丸,即使是正常位置的,其肿瘤的发生率也高于正常人。早期将睾丸下降到阴囊中,可以显著降低恶变可能。同时隐睾小孩合并的腹股沟疝也是必须治疗的。

按睾丸所处位置,临床上可将隐睾分为:①高位隐睾,即睾丸位于腹腔内或靠近腹股沟内口处;局部检查不论在阴囊内或腹股沟处或其邻近部位都不能扪到睾丸。②低位隐睾,即睾丸位于腹股沟外环口处但不能将其纳入阴囊内和睾丸位于腹股沟管内。

### 二、西医病因病理

睾丸在中医学中称为"肾子",其生长发育与先天肾气的盛衰密切相关。若胎儿禀赋不足,肾气虚弱,睾丸的发育就会受到影响而出现停顿和延迟,睾丸不能降入阴囊而成隐睾。

目前西医学认为隐睾的发生可能与解剖因素、内分泌因素、遗传因素等有关。在胎儿发育过程中,睾丸自腹膜后下降,至 3 个月时睾丸已下降至髂窝内;至 7 个月时由于激素的作用和睾丸引带的牵引,睾丸随腹膜鞘突降至腹股沟管;至胎儿 8~9 个月多数睾丸与鞘膜突一起降至阴囊内。而在此过程中,内分泌激素和物理机械因素(主要是解剖因素)是影响睾丸正常下降的主要因素。睾丸下降始于胚胎第 7 个月并受激素的调控。下丘脑产生黄体生成素释放激素促使垂体分泌黄体生成素与卵泡刺激素。睾丸间质细胞(男性生殖系统中特有的合成与分泌雄激素的细胞,是男性体内睾酮的主要来源)在黄体生成素作用下分泌睾酮,其间也必须有卵泡刺激素参与,促使黄体生成素与睾丸间质细胞相互作用。睾酮在睾丸内受还原酶的作用转化为活性的双氢睾酮,并作用于睾丸引带、鞘突与精索等靶器官,促使睾丸正常下降。故内分泌障碍引发隐睾的特征多数是双侧隐睾。物理机械因素如在胚胎期的睾丸系带很短或缺如;睾丸系膜与腹膜发生粘连;睾丸的血管发育异常;精索的血管或输精管太短;睾丸体积过大,腹股沟管过紧或外环远端进入阴囊的口缺乏;阴囊发育异常或阴囊太小等。

隐睾的异常位置停留的时间越长,所居位置越高,对睾丸的损害越大。如果睾丸没有下降到阴囊内,出生两年内还只有轻度的组织改变,包括精曲小管变细,间质细胞增加或减少而支持细胞增加;随后的一年更明显,表现为胶原纤维增宽、变密,精曲小管的病理损害加重,进而致生殖母细胞转化发生障碍。故出生后第二年时,有38%的患儿的睾丸内没有生殖细胞。

### 三、临床表现

第二性征为男性,隐睾患者的阴囊一侧或双侧较小,右侧多于左侧,双侧者占10%～20%。触诊阴囊内无睾丸,在腹股沟管内常可摸到小睾丸,部分位于腹膜后可完全触不到;隐睾常伴有不育、腹股沟斜疝、睾丸恶性变、睾丸扭转和损伤等。

#### 1. 不　育

双侧睾丸未降患者多不育。如经双侧睾丸固定术后44%的患者婚后可生育;如为单侧病变,经睾丸固定术后75%的患者可生育。

#### 2. 腹股沟斜疝

睾丸下降不全多合并腹膜鞘突未闭,但由于阴囊过小,无腹腔内容下降,故隐睾患者临床上罕见有"疝"。

#### 3. 外　伤

阴囊内睾丸是活动的,不易受外伤,而未降睾丸相对固定,加以位置关系易受外伤。

#### 4. 扭　转

未降的睾丸尤以位于下降路线上并有疝囊时容易发生扭转。

#### 5. 恶性变

未降睾丸与已降睾丸相比较,其恶变机会多30～50倍。经睾丸固定术后是否能减少恶变机会仍有争论,但经固定术后的睾丸即使发生恶变也易被发现。

#### 6. 心理影响

在入学前,父母对患儿的焦虑心情会影响患儿的心理状态。

## 四、诊　断

多发生于右侧。患侧阴囊小,触之阴囊内无睾丸,常可在腹股沟区或皮下环处摸到小而柔软的睾丸。不易触及的,可以借助 B 超、CT、MRI 或腹腔镜等检查。

## 五、鉴别诊断

### 1.睾丸回缩

主要与位于皮下环处的隐睾区别。睾丸回缩是由于提睾肌反射或寒冷刺激所致;隐睾则不受温度变化的影响。

### 2.无睾丸

阴囊发育不良,空虚无睾丸,无生殖能力,第二性征差,呈宦官型发育,如皮下脂肪丰满,皮肤细,语调高,胡须、阴毛稀少,喉结不明显。腹部 B 超及手术探查均无睾丸。

### 3.腹股沟淋巴结

常与位于腹股沟部的隐睾相似。但淋巴结为豆形,质地较硬,大小不一,数目较多,不活动,且阴囊内睾丸存在。

### 4.男性假两性畸形

常合并有隐睾。此外,生殖器官有严重畸形,如尿道下裂,阴囊分裂,似女性外阴,但性染色体检查为 XY,B 超及手术探查可发现睾丸。

## 六、治　疗

### (一)中医治疗

对于隐睾,中医正在探索性治疗中,多以补肾助睾丸下降为主;临床上仍依赖于西医,并以手术治疗为主要手段。本病总属虚证,如气阴两虚证或肝肾阴虚证,即使是肝郁气滞证,亦是以虚为本。中医认为本病多由先天禀赋薄弱,肾气亏虚,睾丸下降障碍,久之阳事不举或举而不坚,继而影响生育。阳虚血寒者用《伤寒论》当归四逆汤温经散寒,活血通脉;肾中阴阳两虚,任督精血不足者,用《医方考》龟鹿二仙胶补肾益气,滋阴壮阳。

### (二)西医治疗

#### 1.激素治疗

隐睾尤其是双侧隐睾的病因可能与内分泌有关,1930 年开始临床应用激素治疗,其基础是隐睾患者多有下丘脑－垂体－性腺轴异常,外用人绒毛膜促性腺激素和黄体生成素释放激素可以弥补这个缺陷,使隐睾下降至阴囊并维持生殖细胞发育。激素治疗对高位阴囊部隐睾和腹股沟外环部隐睾治疗效果较好,不适用于新生儿隐睾、异位隐睾和施行过手术的隐睾患者。多数研究认为激素治疗对高位隐睾效果欠佳。因此,3~5 岁后可给予激素治疗。如果激素治疗无效,不宜继续应用或重复应用,应改为手术治疗。目前应用的内分泌激素如下。

(1)人绒毛膜促性腺激素。其可改善间质细胞和支持细胞功能,促进睾丸发育,增加睾酮分泌,促使睾丸下降。有效率为 15%~66%,剂量为每次 1000~1500 IU,隔天肌内注射,1 个月后随访。世界卫生组织推荐的隐睾的合适治疗剂量如下:1~6 岁的儿童,每次肌内注射 500 IU,6 岁以上儿童每次肌内注射 1000 IU,均为每周 2 次,共治疗 5 周,总量不超过 15 000 IU,但对高位隐睾未做特殊说明。治疗总量应 >10 000 IU,但增加到 20 000 IU 并不增加疗效,相反会产生睾丸萎缩的不良反应。

(2)黄体生成素释放激素。其可增高血清中黄体生成素水平,也可刺激睾丸间质细胞使局部产生高浓度的睾酮。有效率据文献报道差异也很大,从 13%~78% 不等。常用的方法是鼻腔喷雾,剂量为每日 1.2 mg,每侧鼻孔 200 μg,每日 3 次,4 周为 1 个疗程,3 个月后随访。如有效则睾丸大多在用药后 2~5 周内下降。此药的优点是患儿容易接受,无痛苦,且血睾酮值不升高,不影响全身。

(3)综合激素。即先采用黄体生成素释放激素鼻腔喷雾,如无效,再采用人绒毛膜促性腺激素肌内注射,治疗效果优于单一激素治疗。两者联合应用,可提高疗效,剂量为黄体生成素释放激素 1.2 mg,分 3 次经鼻雾化吸入,持续 4 周后使用

1000～1500 IU 人绒毛膜促性腺激素,每周 1 次,共用 3 周。

对高位隐睾,手术仍为主要治疗方式。激素疗法主要用于术前或术后的辅助治疗。

近年来,一些学者报道激素疗法可引起睾丸局部的类炎症反应,并可增加生精细胞的凋亡率,导致成年后睾丸体积减小,生殖功能降低。由此,就不得不引起人们对此疗法可靠性的重新认识。

### 2. 手术治疗

凡双侧隐睾在内分泌治疗失败及一侧隐睾、滑行睾丸与异位睾丸的患儿均应进行手术治疗。睾丸固定术是治疗隐睾的主要方法。初诊时已超过 6 个月或激素治疗无效,1 岁以后即可行手术治疗。

低位隐睾在充分游离精索后都能纳入阴囊内,并固定于阴囊底部的肉膜下。高位隐睾一般可按低位隐睾方法处理,大多可获得成功,精索必须游离充分且不受损,否则固定后精索仍有一定张力,难免引起供血不足,术后发生睾丸萎缩,屡见不鲜,不可不慎。如精索长度实在不够则可做分期手术,和 Fowler－Stephens 手术,或做睾丸自体移植术。

(1)手术时机的演变。以往认为儿童大约在 10 岁前后进入青春期,因为此时体内促性腺激素的分泌增加,若此时睾丸仍未下降,则会由于睾丸的位置不当所带来的温度较高,易受损伤造成睾丸内组织损害,故主张手术应在 12 岁前进行则能不影响睾丸的正常发育。但近年来的研究表明隐睾患儿的睾丸组织学变化不同于正常下降的睾丸,1981 年就有学者指出在出生后 2 岁时隐睾患儿睾丸的精曲小管内在超微结构上已开始出现变化,可看到线粒体的退化,胞浆内核糖核酸的消失,精原细胞和支持细胞内胶原纤维增多,也观察到生殖细胞内开始出现空泡。这类变化在患儿 3 岁时更为明显,并有大量黏多糖沉积,更加重了精曲小管内的病理变化。因此,认为合理的手术时机应在 2 岁之前,一般应在 5 岁前施行,以利于保全正常生殖功能。

(2)手术方法的演变。1903 年 Bevan 的手术方法曾被广泛采用,其方法是在精索充分游离后将睾丸引入已增大的阴囊内,缩小阴囊的颈部,再将睾丸固定在阴囊底部,在睾丸底部的引带等纤维结缔组织做一牵引缝线并引出阴囊固定在大腿内侧,用以防止睾丸回缩而导致手术失败,但其失败率仍很高。Torek 提出了分期手术的方法,将充分游离后的睾丸纳入阴囊后,在阴囊外侧壁及相应大腿内侧皮肤分别做一切口,然后将睾丸自阴囊切口引出并缝合固定于大腿深筋膜上,继而将两个切口相互缝合。3个月后将缝合口分离,将睾丸自大腿深筋膜上分离并还纳入阴囊,分别缝合切口。此术式使术后睾丸回缩现象得到了解决,但术后睾丸萎缩的概率很高,因此这二种以往普遍采用的术式已被大家所摒弃。

目前,腹股沟部斜切口的睾丸肉膜囊外固定已被国内外广泛应用。对精索血管过短的隐睾可分两期手术,以充分保证睾丸的血供,但也有第二次手术误伤精索血管的可能。对长祥输精管高位隐睾可应用 Fowler - Stephens 手术,近来推荐此术式的改良方法——Fowler - Stephens 分期手术,即初期手术仅高位切断精索血管蒂,不做睾丸固定,第二期有待丰富侧支循环建立后,将睾丸固定于阴囊内,减少了睾丸萎缩的机会。对于青春期以后的单侧隐睾,尤其是高位未扪及睾丸的隐睾,应做睾丸切除术,以防癌变。

20世纪90年代以来,由于腹腔镜设备和操作者技术水平的不断提高,且因腹腔镜下隐睾手术损伤小,定位准确率高,直视下手术,恢复快,疗效确切等优点,已广泛应用于高位隐睾的定位诊断和手术治疗。目前其已成为临床上治疗高位隐睾不可替代的手术方式之一。腹腔镜下高位隐睾手术一般有以下几种情况:①低位腹腔型隐睾,精索较松弛,可通过松解腹腔段精索,结合腹股沟切口将睾丸下降固定于阴囊,无须破坏内环口。②高位腹腔型隐睾,充分松解腹腔段精索可达肾下极。如精索长度足够,则行一期睾丸下降固定术,常需剪开内环口以缩短睾丸至阴囊的距离;如精索长度不够,则行 Fowler - Stephens 一期或分期下降固定术。③睾丸严重发育不良或可疑恶性变者,可在腹腔镜下行睾丸切除术。

(3)未触及睾丸的处理。对体格检查、影像学及激素激发试验等检查未扪及睾丸者,治疗方法当以腹股沟探查为首选。如腹股沟有疝囊,而无睾丸,应进一步做腹腔镜或剖腹探查。如同侧无疝囊,亦无睾丸,可诊断为睾丸缺如,没有必要进一步探查。如腹腔镜发现内环处有血管索状物,表明腹腔内可能有睾丸残余结节存在。

## 七、预　后

本病早期、及时治疗,多预后较好,若延误可能影响生育及发生癌变。

## 八、预防与调护

(1)孕妇在孕期应加强营养,注意用药禁忌,以免影响胎儿发育。

（2）一旦患病，及早治疗，注意不要自行挤压，以防损伤睾丸。

（3）必要时手术治疗，切勿延误时机。

## 九、学术认识

廖润泉教授认为隐睾总属虚证，多由先天禀赋不足，肾气亏虚，睾丸下降障碍，久之阳事不举或举而不坚，影响生育，如气阴两虚证或肝肾阴虚证。即使是肝郁气滞证，亦是以虚为本。本病治疗以西医为主，并以手术治疗为主要手段。建议早期即行手术治疗，若下降时间过晚，会破坏睾丸的生精功能，越早手术越可能保留睾丸的生精功能。初诊时已超过 6 个月或激素治疗无效，1 岁以后即可行手术治疗，不要等待其自行下降或过度依赖药物。

（常　青）

# 第十七节　睾丸扭转

## 一、概　述

睾丸扭转，又称精索扭转，是青少年阴囊急性肿痛的重要原因，是最重要的外科急症之一，需要迅速诊断处理。从资料上看，睾丸扭转在活动和非活动时发病各占一半，一般是由于剧烈运动或迷走神经兴奋，使螺旋状附着于精索的提睾肌强烈收缩，导致睾丸顺精索纵轴旋转造成其血流供应受阻、减少或中断而引起的睾丸缺血性病变。多见于先天性睾丸系膜过长、睾丸引带发育不良、精索过长等患者。精索扭转方向多由外向内，一般 90°～360°。

中医无类似病名的记载，根据中医称睾丸为肾子，有中医学者称其为"子扭"。

睾丸扭转发病率不高，但并非罕见，且有上升趋势。1776 年，英国医生 Hunter 对此病作了最早的病例报道。1894 年德国汉堡的 Lauenstein 发表了睾丸扭转图解资料，并对此病进行了分类。1970 年，Skoghmd 研究了 718 例病例后指出睾丸扭转发生的两个高峰阶段是出生后第一年和青春发育期。

## 二、中医病因病机

由于中医无该病名的记载,从中医学病因病机的角度认识,其应为暴力外伤筋脉,血瘀脉闭,瘀血积聚于少阴,气滞血瘀或外感寒邪凝聚于络,以致气机不畅、脉络瘀阻而发生本病。

## 三、西医病因病理

目前睾丸扭转的原因与机制尚未完全清楚,一般认为睾丸和精索的先天畸形是主要病因。发病原因可能有以下几种。

(1)鞘膜附着于精索末端的位置过高,使鞘膜容量增大,呈"钟摆样"畸形,睾丸失去与阴囊壁的直接附着,缺乏固定,悬在精索上能自由活动,可在精索上旋转一到数圈,故大多数睾丸扭转是自发的。

(2)睾丸系膜过长,隐睾、睾丸异位及多睾症和左侧精索过长等也是睾丸扭转的危险因素。

(3)家族性睾丸扭转可能是遗传和环境因素所致。

(4)后天诱因有多种,如睡眠中、性交或手淫时,提睾肌随阴茎勃起而收缩,可使睾丸扭转;各种剧烈运动增加腹压时,如重体力劳动、咳嗽、各种竞技运动或阴囊受暴力袭击等皆可诱发睾丸扭转。

睾丸的血供丰富,但对缺血的耐受力极差,其动脉血供来自精索内动脉(即睾丸动脉)、精索外动脉和输精管动脉。精索内动脉是最重要的血供动脉,来自腹主动脉;精索外动脉来自腹壁下动脉;输精管动脉来自髂内动脉,三支动脉在远侧端均有相互吻合支,但这种分布使睾丸对精索内血运减少极为敏感,一旦精索扭转,可引致阴囊部急性剧烈疼痛,睾丸缺血,很快坏死、萎缩。睾丸扭转的幅度以90°～360°最为多见,个别报道有900°者,甚至1440°者。

病理变化与发病时间、睾丸旋转度数呈正相关。时间越长,旋转度数越大,则血管梗阻、组织水肿也愈严重。严重扭转4 h以上,睾丸便可出现颜色改变,缺血坏死或不可逆性睾丸萎缩;缺血10 h以上,睾丸生精和内分泌功能可被完全破坏。

### 三、临床表现

#### (一)症　状

主要症状是突发一侧阴囊内持续性剧烈疼痛,很快发生阴囊肿胀。儿童时常表现为疼痛逐渐加重,不伴发热,一般也不放射到腹股沟或下腹部,常伴有恶心、呕吐。有的患者可能有剧烈活动或轻度外伤史,或有间歇性阴囊疼痛发作史。

#### (二)睾丸扭转的方向和类型

#### 1. 方　向

由于提睾肌在精索上是斜行分布的,故其收缩时迫使睾丸由外向内旋转,左侧睾丸表现为逆时针旋转,右侧睾丸则为顺时针旋转。

#### 2. 类　型

根据扭转情况可分为两类。

(1)鞘膜内型:多见,好发于 12～18 岁青春期或青壮年,其发生多与解剖学异常有关。主要是由于某些胚胎发育异常造成睾丸系膜过长或睾丸在鞘膜腔内活动度过大所致。

(2)鞘膜外型:较少见,以儿童多见,隐睾患儿尤好发。即阴囊里的全部鞘膜连同内部的精索一起扭转,造成这种情况的原因主要是壁层鞘膜和阴囊壁或腹股沟管内面依附松弛。据统计,隐睾扭转较正常睾丸扭转的发病率高 13 倍。

#### (三)检　查

阴囊肿大、皮肤红肿,睾丸硬,有压痛,并在阴囊内向上移位、固定于异常位置,或呈横位,附睾可能在睾丸前面;精索呈麻绳状扭曲缩短;有时伴鞘膜积液。同时,提睾反射消失。

普雷恩征阳性,即托起阴囊可使疼痛加剧,并可扪及精索呈麻绳状扭曲。

罗希征阳性,即因精索扭转而缺血,使睾丸、附睾均肿大,界限不清,难以辨别。

## 四、实验室及其他检查

体温和白细胞计数偶有升高。

超声检查:B 超显示睾丸肿大,呈中等度回声。彩色多普勒血流显影检查可显示睾丸血流明显减少或消失,与健侧比较,其血流差异显著。超声检查对诊断睾丸扭转及鉴别睾丸附睾炎有决定性的意义。

放射性核素阴囊扫描:显示扭转侧睾丸血流灌注减少,呈放射性冷区。

## 五、诊　断

睾丸扭转诊断比较困难,容易误诊,主要原因是对此病的认识不足,故在临床工作中应增强意识。中医辨证应基于辨病的基础上进行,着重以术后促进恢复并预防睾丸萎缩为目的。

临床上实证多见,患者出现睾丸肿痛,固定不移,阴囊轻度红肿,伴少腹坠胀为肝经郁滞证;患者睾丸疼痛,遇寒加剧,得热则减,伴少腹冷痛,喜暖恶寒为寒凝气滞证。

## 六、鉴别诊断

睾丸扭转诊断比较困难,容易误诊为急性睾丸炎、腹股沟斜疝嵌顿、睾丸附件扭转、输尿管结石等。

### 1.急性睾丸炎

可有睾丸疼痛等症状,多见于成年人,发病相对较缓,疼痛较轻,睾丸、附睾在正常位置,伴有恶寒、发热。血常规检查显示中性粒细胞计数明显升高,普雷恩征及罗希征阴性,放射性核素扫描及彩色多普勒血流显影检查显示患侧血流增加。

### 2.腹股沟斜疝嵌顿

也有阴囊部剧烈疼痛等症状,但一般有可复性阴囊或腹股沟部肿物的病史,可伴有腹部疼痛、恶心、呕吐、肛门停止排气和排便、肠鸣音亢进等肠梗阻症状,触诊检查肿物与睾丸有一定界限,睾丸形态正常,无触痛。

### 3. 睾丸附件扭转

突然发生睾丸疼痛,但不剧烈,全身症状亦较轻,睾丸的位置及与精索的关系正常,睾丸的上极常可摸到一痛性肿块。透光试验可显示该区域带黑色的小体,彩色多普勒血流显影检查显示患侧睾丸血流正常或稍增多。

### 4. 输尿管结石

突发性腰腹部绞痛,并可放射至股部、会阴部及阴囊,也可伴恶心、呕吐等症状。尿常规检查可见红细胞,腹部 X 线摄影多可见结石阴影,B 超检查显示阴囊及其内容物均无异常。

## 七、治 疗

### (一)中医治疗

中医治疗以促进睾丸恢复并预防睾丸萎缩为目的,运用应基于术后或手法复位后,对改善睾丸、精索局部血液循环及对患者的尽快恢复有益。主要治法以化瘀疏肝、温肝逐寒、行气止痛为主,临床上以实证多见。

### 1. 肝经瘀滞证

证候:睾丸肿痛、固定不移,少腹坠胀,或胁肋胀痛,头晕目眩,口苦,舌暗,苔薄,脉弦涩或弦紧。
治法:化瘀疏肝。
方药:血府逐瘀汤。
加减:瘀重者,加蒲黄、五灵脂;有热者,加黄柏、丹皮。

### 2. 寒凝气滞证

证候:睾丸疼痛,遇冷则加剧,得温则痛减,或小腹冷痛,喜暖恶寒,舌淡,苔白,脉沉弦。
治法:温阳祛寒,行气止痛。

方药:暖肝煎。

加减:可加用香附、川楝子,以疏肝理气、止痛。

### 3.气滞血瘀证

证候:阴囊、睾丸坠胀疼痛,触之加剧,痛引少腹,局部皮色青紫,肿胀,或心烦,胁肋胀闷,舌紫暗,苔薄白,脉涩或紧。

治法:活血祛瘀。

方药:复元活血汤。

加减:可加用延胡索、香附,以理气止痛。

### (二)西医治疗

睾丸扭转治疗并不复杂,关键是要尽早就诊,尽早明确诊断,尽早手术治疗。治疗原则是及时解除扭转,恢复睾丸血供,并行睾丸固定,防止再次扭转。

临床上,怀疑有睾丸扭转者或不能完全排除者应及时手术,而不是做过多的、费时的辅助检查。

睾丸扭转的唯一治疗方法是尽快手术复位并加以固定。一旦诊断明确,应立即手术,争取复位,挽救睾丸。如不能确诊,只要临床症状较剧,有睾丸扭转可能者,亦应按急性阴囊症对待,必要时可放宽手术指征,进行探查,以免贻误最佳手术时机,酿成睾丸坏死。

一般睾丸扭转后在 4~12 h 就发生缺血坏死,如在扭转后 8 h 内及时诊治则成功率在 83% 左右,如超过 12 h,基本都要切除睾丸。睾丸扭转时间过长,可反应性影响健侧血运,继发精索退行性变而影响生育功能。因此,对健侧睾丸应采取抬高、按摩、理疗等保护性措施,以保证患者生育功能。

### 1.睾丸探查

先探查受累睾丸。通过阴囊横切口或阴囊中线切口切开鞘膜壁层,娩出睾丸,检查扭转的方向和程度,直视下将睾丸复位,有活力的睾丸会很快由紫蓝色变为粉红色。对睾丸的生活力有怀疑时,可在白膜上做一小切口观察睾丸出血情况。也可用温暖湿纱布包绕睾丸,观察、等待。此时可做对侧睾丸固定。如睾丸已无生活力,应当切除。如果睾丸的生活能力不肯定,此睾丸仍可保留,即使此睾丸没有产生精子的功能,仍可能有内分泌功能。除非睾丸已明显坏死,否则决不轻易施行睾丸切除术。保留之睾丸必须做睾丸固定,用非吸收性线将睾丸固定于阴囊壁或阴茎中膈,最好固定于阴茎中膈,固定 3~4 针,用 3 号可吸收线缝肉膜和皮肤。对侧睾丸必须探查、固定。术后可使用降低血液黏稠度的药物、扩血管药物或活血化瘀药,如丹参、阿司匹林、低分子右旋糖酐等,以改善血供、预防血栓形成。

### 2. 手法复位

在手术探查之前或没有手术条件的情况下,可试行手法复位,尤其是发病 2 h 内成功机会较大。方法:精索内阻滞麻醉。左侧睾丸一般按顺时针方向扭转,右侧睾丸按逆时针方向扭转,有时也可能需按相反方向扭转。按正确方向复位,疼痛会突然消失,复位方向错误疼痛会加重。即使复位成功,也应尽快行睾丸探查、固定,以防再次扭转。

## 八、预防与调护

### 1. 预 防

在青少年人群中大力普及本病的医学知识,不但要作为一种疾病预防治疗,而且要作为保健知识广泛普及。平时加强锻炼,注意营养;在剧烈运动或劳动时注意阴囊的保护,避免阴部损伤;在睾丸突发性疼痛时,要及时就医。

### 2. 护 理

复位后,注意会阴部卫生,减少运动,适当休息;饮食宜清淡、富含营养,避免辛辣刺激之品。

## 九、预 后

如果患者在发病 4~6 h 内手术,并将对侧睾丸固定,预后是好的,大约 70% 的睾丸可以挽救;超过 6 h 则可能损害生殖上皮,引起睾丸萎缩;超过 10 h 可导致睾丸间质细胞功能永久性损害,25%~55% 的患者会丧失睾丸。扭转的睾丸对生育的影响尚不清楚,有人认为可诱导抗精子抗体的合成,损害对侧睾丸,使精子数减少。也有人认为睾丸功能低下是先天性异常引起的。

### 十、学术认识

廖润泉教授认为睾丸扭转属于泌尿外科急症，其处理成功与否在于一个"急"字。"急则治其标，缓则治其本"，急在于恢复睾丸血供，尽可能地保留睾丸，缓在于避免睾丸萎缩，减少睾丸扭转带来的伤害。若扭转幅度超过720°，时间超过6 h，睾丸基本坏死，故从发病到手术复位，时间越短越好，2 h内复位基本能保留睾丸，若超过6 h，术中确定睾丸已坏死，则需切除睾丸。不要强行保留一个已经坏死了睾丸，因为保留坏死的睾丸无任何价值，其后亦会萎缩或发生感染，同时会产生抗精子抗体。故手术探查并复位或切除睾丸是睾丸扭转的首选治疗方法，不要等待，以最快的速度探查，同时术中需固定对侧正常睾丸，因为一侧睾丸扭转，其对侧睾丸发生扭转的可能性明显增大。中医对睾丸扭转的治疗目的是：若成功保留睾丸，则可促进睾丸恢复并预防睾丸萎缩，运用应基于术后或手法复位后，对改善睾丸、精索局部血液循环及对患者的尽快恢复有益。若睾丸已切除，则可防止抗精子抗体的产生，避免免疫性不育的发生，可应用具有抗免疫的中药，如黄芪等。

（常　青）

## 第十八节　鞘膜积液

### 一、概　述

鞘膜积液是较常见的男科疾病。在胎儿发育过程中，胎儿睾丸下降时腹膜形成鞘突，随睾丸经腹股沟管进入阴囊，由内环口至睾丸上方的鞘突逐渐闭锁形成纤维索条。在睾丸部位的腹膜分为壁层和脏层，覆盖睾丸表面的为鞘膜脏层，外周则为壁层，两层之间为一间隙，称鞘膜腔。在正常情况下鞘膜腔内有极少量的淡黄色透明浆液。腹膜鞘突在出生之后未闭锁或睾丸部位鞘膜腔液体积聚过量，即可形成各种类型的鞘膜积液。临床以阴囊一侧或双侧肿大，不红不热为特征，单侧多见,好发于20~40岁的中青年人。

鞘膜积液属中医"水疝"范畴。中医学类似本病的记载首见于《灵枢·刺节真邪论》:"故饮食不节,喜怒不时,津液内溢,乃下留于睾,血道不通,日大不休,俯仰不便",并提出了相应的治法:"此病荥然有水,不上不下,铍石所取,形不可匿,常不得蔽,故命曰去爪。"金元时期,张子和在《儒门事亲》中首次提出了"水疝"之名:"水疝,其状肾囊肿痛,阴汗时出,或囊肿而状如水晶"。明代汪机《外科理例》则进一步指出了水疝的症状及病因病机:"囊肿状如水晶……此醉后饮房,汗出遇风寒,湿毒乘聚于囊,名水疝也。"陈实功在《外科正宗》中说:"水疝,皮色光亮,无热无红,肿痛有时,内有聚水,宜用针从便处引去水气自安。如肿痛日久,内脓已成胀痛者,可即针之;内服十全大补汤加山茱萸、牡丹皮、泽泻治之。"提出了当时治疗水疝的具体方法。《疡医大全》:"囊肿痛而状如水晶,阴汗时出,痒瘙而出黄水,小腹按之而作水声,此必得于醉酒房劳,汗出遇风,湿热乘虚流结囊中,二便胀秘不通也。"至现代,对本病的认识更加全面和系统,治疗方法也更加丰富。

## 二、分 型

### 1. 睾丸鞘膜积液

最为常见。睾丸鞘膜腔内充满液体,呈球形或梨形囊性肿物,因存在液体常不易触及睾丸。1.75%的婴儿在刚出生时有睾丸鞘膜积液,1/4为双侧性,多数随小儿生长逐渐消失。

### 2. 先天性鞘膜积液

腹膜鞘突随睾丸降至阴囊后,精索部位鞘突在婴儿出生后未闭合,与腹腔和睾丸鞘膜相交通,鞘膜积液程度视腹腔液出入多少而定。若鞘突部分闭合,仅腹腔液流入睾丸鞘膜腔,则称交通性鞘膜积液;若鞘突完全未闭,且与腹膜腔相通的孔道较大,肠管和大网膜就有可能进入鞘膜腔内,为先天性腹股沟疝。

### 3. 精索鞘膜积液

精索鞘突部分未闭,在阴囊内睾丸上方,或在腹股沟管内形成椭圆形或梭形囊性积液,睾丸鞘膜及腹膜腔不相交通。

#### 4. 其他类型睾丸鞘膜积液

睾丸鞘膜积液可能和精索鞘膜积液同时存在,两者并无交通,为混合型。睾丸鞘膜积液亦可和腹股沟疝同时存在,两者亦不相通。鞘膜积液也有合并睾丸下降不全。

按病程和起病情况又可分为急性和慢性两种,按照发病时期又可分为原发性(先天性,婴幼儿较常见)与继发性(后天性,成年人占多数)鞘膜积液。以左侧发病为多,但也可双侧发病。

### 三、病因病机

#### (一)中医病因病机

本病的发生主要与肝、脾、肾三脏功能失调有关。脾失健运,水湿内停;肝失疏泄,水湿内结;先天肾气不足,气化失司,水液积聚于睾丸而发该病。其病机特点为阴证、实证,病久多为虚实兼杂证。总之,本病发生的关键是阴囊内水液输布异常,蓄水过多。

#### 1. 感受寒湿

久坐湿地,或冒雨雪,或寒冬涉水,感受寒湿之邪;或为痰湿体质,复感寒湿之邪,以致寒湿凝滞,结于睾丸而成。

#### 2. 先天不足

素体禀赋不足,肾气亏虚,气化失司,水液不归正化,聚于睾丸而成。

#### 3. 脾虚不运

素体脾阳虚弱,又感水湿之邪;或饮食不节,损伤脾胃,致使脾虚无力运化水湿,水湿停聚,结于睾丸而成。

#### 4. 肝气失疏

情志抑郁,肝失条达,肝经气滞,疏泄失职,复感寒湿,气滞则水湿内停,下注睾丸而发本病。

### 5.外伤、染虫

睾丸外伤、丝虫感染使血瘀络阻,脉络不通,水液不能正常运行,停聚于前阴而发本病。

### (二)西医病因病机

#### 1.原发性睾丸鞘膜积液

病因尚未完全明了,有的学者认为是先天性鞘膜组织发育异常所致:鞘膜的淋巴系统发育较迟,在鞘膜的淋巴组织尚未发育完善前,腹膜鞘突过早闭合,鞘膜囊分泌的液体不能完全吸收,即积于鞘膜囊内,形成原发性鞘膜积液。待淋巴系统发育完善后多能自行吸收。

#### 2.继发性睾丸鞘膜积液

为其他病变引起,常见的有以下几点。

(1)感染:为最常见的病因,常为结核分枝杆菌、淋病双球菌及各种非特异性细菌如大肠杆菌、链球菌等引起的急(慢)性附睾炎、睾丸炎、精索炎、鞘膜炎等,腮腺炎病毒感染也可引起。寄生虫感染(如丝虫病或血吸虫病等)也可损害鞘膜、精索、阴囊的淋巴回流而导致鞘膜积液。

(2)损伤:阴囊部外伤,腹部、腹股沟、阴囊内的外科手术操作等都有可能引起。

(3)肿瘤:睾丸、附睾、鞘膜、精索等部位的癌肿可侵及鞘膜,使其分泌、渗出增多或阻塞淋巴系统而出现鞘膜积液。

### 四、西医病理

无感染的原发性鞘膜积液为浅黄色透明液体,与血浆相似,中性,比重$1.010 \sim 1.025$,属渗出液,蛋白质含量$3\% \sim 6\%$,总蛋白含量$4.0\% \sim 6.3\%$,其中白蛋白和$\beta$球蛋白比值较高。生物化学成分分析表明,其内含有电解质、碱性磷酸酶、谷丙转氨酶、谷草转氨酶、乳酸脱氢酶、肌酐激酶、胆固醇等。还有淋巴细胞、多形核细胞和上皮细胞,并偶有精细胞发现。其病理改变呈慢性炎症反应。鞘膜囊壁很薄,自然退缩后仅有 3 ~ 4 mm,内面呈灰黄色,有光泽,光滑而湿润。组织学表现似正常鞘膜,被覆扁平上皮细胞或较低的立方形细胞,其下有少量血管和散在的弹力纤维。鞘膜壁可存在纤维斑块或钙化,纤维素可使鞘膜壁层和脏层粘连,甚至形成多房性囊肿。鞘膜继发炎症时可增厚数倍,主要为纤维组织。

继发性睾丸鞘膜积液,因病因不同,病理改变也各异。慢性感染性鞘膜积液的囊壁可厚达 0.5 ~ 2 cm,甚至达 3 cm。囊壁内面一般光滑、柔软,也有的很粗糙,高低不平呈结节状或乳头状隆起,衬附一层坏死组织。积液呈淡黄色清亮透明似血清样,也可呈脓性混浊。急性感染性鞘膜积液的液体混浊,含有大量的脓细胞、红细胞、淋巴细胞和纤维素,严重时可呈脓性,细菌培养阳性,如有出血则液体可为棕色。此时透光度减弱或不再透光。鞘膜囊内面粗糙,附有碎屑和坏死物质。囊壁因急性炎症反应而增厚。急性感染多直接来源于附睾、睾丸或精索的炎症。原发症状控制后鞘膜多逐渐变厚,成为慢性症状性鞘膜积液。原发性鞘膜积液继发感染后也出现类似过程。血丝虫病引起的鞘膜积液,积液为乳糜性,积液内可找到微丝蚴。血吸虫病引起者则在鞘膜囊壁和积液内可有虫卵沉着。部分鞘膜积液患者可因积液使囊内压力增高、增厚的鞘膜阻碍睾丸的血供或影响睾丸温度的调节而导致睾丸萎缩。双侧或严重的鞘膜积液可降低睾丸功能,引起男性不育。附睾亦多有改变,表现为肿大、质硬、结节、萎缩或有急(慢)性炎症反应。

## 五、诊　断

### (一)西医诊断

#### 1. 症　状

鞘膜积液几无自觉症状。巨大鞘膜积液可影响正常生活。继发性鞘膜积液多有急性睾丸炎、附睾炎、精索炎、外伤、梅毒、结核病等病史,起病缓慢,多为单侧发生,以青壮年多见。其症状依囊肿的大小、囊内压高低和有无急性感染而定。原发性鞘膜积液,体积小,囊内压力不高,无感染时一般无自觉症状,囊内压力增高时可出现胀疼、牵拉或下坠感,肿块大者可影响活动、排尿及性生活。急性感染性鞘膜积液可见局部剧痛,并可牵扯腹股沟区或下腹部疼痛,常伴有恶心、呕吐等症状。

### 2.体　征

表现为囊性肿物,形状依鞘膜积液所在部位而异,如睾丸鞘膜积液多为椭圆形,精索鞘膜积液多为梭形。先天性鞘膜积液在平卧位时,挤压积液可使之缩小,甚至完全消失。伴睾丸下降不全时,为腹股沟或耻骨旁的囊性肿物。表面光滑,柔软而有波动感,无压痛,阴囊皮肤多正常,有炎症时可有阴囊水肿和压痛。囊内压力大时因张力大而有弹性。囊壁增厚、钙化时可扪及质地不均、有结节感或捻发音。肿块不能还纳,与阴囊皮肤不粘连,睾丸、附睾多为积液包裹而不易扪清。阴囊部肿块透光试验阳性,穿刺可抽及液体。巨大鞘膜积液可使阴囊极度增大,阴茎内陷。

### 3.实验室及其他检查

B超检查有助于确定阴囊内肿块囊实性性质,同时亦可了解睾丸、附睾有无病变。

### (二)中医诊断

凡是阴囊肿大,状如水晶,触之较软,中医诊断为水疝,辨证要点如下。

### 1.分清寒热、虚实

以寒湿之邪侵犯足厥阴肝经致病者居多,故寒证、实证常见,但后期则可出现本虚标实、虚实夹杂、虚证及热证。寒证,以寒湿之邪滞于肝脉而致阴囊坠胀,腰部发冷为特征;热证,湿热下注肝经而致,以发热、阴囊及睾丸肿痛为特征;虚证,因肾阳不足,脾虚失运,以畏寒,面色萎黄,倦怠,阴囊增大,状如水晶为主要症状;实证,因睾丸外伤、丝虫感染、肿瘤压迫、慢性炎症等导致气滞血瘀,水湿下注,聚而不散,常见阴囊肿大,皮色青紫,触压痛,积液呈米泔水样,舌紫暗,脉涩等。

### 2.洞察疾病转归

在辨寒热、虚实的同时,洞察疾病转归。如水湿下注疝,郁久化热,可转为湿热疝;湿热疝反复发作亦可发展成为血瘀疝。要把握疾病的发展变化,不失时机地辨证论治。

## 六、鉴别诊断

### 1. 腹股沟斜疝

先天性鞘膜积液常合并先天性腹股沟疝。腹股沟疝有阴囊内肿物,但平卧位肿块可还纳,透光试验阴性,咳嗽时有冲击感,有时尚可闻及肠鸣音。

### 2. 睾丸鞘膜积血、鞘膜积糜

有睾丸鞘膜积液,一般表现为不透光。鞘膜积血常有急性损伤史,阴囊皮肤可出现瘀斑,局部疼痛严重。鞘膜积糜常有阴囊皮肤增厚,表面粗糙,无弹性及收缩力,阴囊增大,腹股沟淋巴结肿大压痛,穿刺检查乳糜积液呈乳白色,常可找到微丝蚴。

### 3. 精液囊肿

阴囊内有囊性肿物,常位于睾丸后上方,与附睾上极相连,一般体积较小,睾丸可清楚扪及。穿刺囊肿液呈乳白色,镜检显示内含有精子。

### 4. 睾丸肿瘤

有进行性增长病史,睾丸弥漫性增大,形态可异常,触之实性感、沉重感,质地坚硬,无弹性,透光试验阴性,B超检查有助于鉴别诊断。查血清甲胎蛋白、人绒毛膜促性腺激素常增高。

### 5. 睾丸梅毒

也有阴囊内肿块,但睾丸肿大并有结节、质硬,梅毒血清试验阳性,有冶游史。

### 6. 阴囊血肿

有明显外伤史,肿物迅速形成,全阴囊增大,阴囊皮肤有瘀血斑,张力大,压痛明显。

### 7. 阴囊皮肤水肿

多重病卧床,阴囊呈弥漫性肿大,液体积在阴囊皮肤、皮下,睾丸、附睾正常,多有腹水及下肢水肿。

## 七、治 疗

### (一)治 则

手术是主要的治疗手段,且效果肯定。对鞘膜积液较少,尤其对 1 岁内的婴幼儿和年老体弱不宜手术者,或术后康复,或已经影响男性生育力者,中医治疗具有一定优势,治疗方法上以内服联合中药外敷效果较好,治疗原则以温化寒湿、活血通脉、清热利湿消肿为主。

### (二)中医治疗

#### 1. 水湿内结证

证候:阴囊逐渐肿大,状如水晶,不红不热,触之有囊性感,或伴情志不舒,阴囊隐痛,痛无定处,舌淡,苔薄白,脉弦缓。

治法:疏肝理气,利水除湿。

方药:五苓散合导气汤。

加减:阴囊坠胀明显者,可加荔枝核、橘核、泽兰、益母草,以活血利湿消肿;阴囊怕冷者,加吴茱萸、小茴香、乌药。

#### 2. 湿热蕴结证

证候:阴囊肿大,皮肤色红,灼热,潮湿,睾丸肿痛,或伴全身发热,小便短赤,舌红,苔黄厚腻,脉滑数。

治法:清热利湿消肿。

方药:大分清饮。

#### 3. 虫积阻络证

证候:有丝虫病感染史,或见下肢象皮肿,阴囊肿大,皮肤增厚,表面粗糙,失去弹性及收缩力,积液呈米泔水样,面唇部有虫斑,舌淡体胖,苔白稍腻,脉沉滑。

治法:驱虫通络,分清泌浊。

方药:马鞭草汤。

加减:可加萆薢,以分清泌浊;加荔枝核、橘核,以理气机;加刘寄奴,以解毒杀虫。

#### 4.肾虚水滞证

证候:阴囊肿胀,日久不消,阴囊及小腹冷痛,或伴腰膝酸软,头晕耳鸣,溲清便溏,舌淡,苔白,脉沉弱无力。

治法:温肾化气,利湿消肿。

方药:右归丸合荔枝核汤。

加减:加荔枝核、橘核,以理气疏肝,兼有引经之效;兼有脾虚者,加茯苓、白术。

### (三)西医治疗

#### 1.药物治疗

主要针对继发性睾丸鞘膜积液的病因治疗,如合并感染的可应用抗生素控制感染。合并丝虫感染,进行抗丝虫治疗。原发性鞘膜积液病程短,积液量少,囊内张力低,无明显症状,无睾丸萎缩及男性不育者不需治疗。

#### 2.手术治疗

(1)穿刺注射术:一般不主张注射硬化剂治疗,因注射硬化剂后可造成睾丸、附睾或精索与周围组织粘连,形成局部硬块。在交通性鞘膜积液有注入腹膜腔危险,因此,在选择此方法时应慎重。本法主要是通过局部注射药物,刺激鞘膜脏层和壁层粘着而闭塞鞘膜腔或抑制鞘膜过度渗出,以达到治疗的目的。

适应证:①原发性鞘膜积液,积液量较少,囊壁薄者;②炎症性鞘膜积液近1年内无发作史者;③丝虫病或血吸虫病性鞘膜积液者;④年老体弱不能耐受手术或不愿接受手术者。

禁忌证:交通性、疝型鞘膜积液,肿瘤、结核病、梅毒引起的鞘膜积液及鞘膜血肿。

临床常用药物:①奎宁乌拉但溶液(盐酸奎宁12.5 g,乌拉但6.25 g),2%盐酸普鲁卡因0.5 g,稀盐酸适量,加注射用水至100 mL,pH值5;②5%鱼肝油酸钠、95%乙醇、乙醚、苯甲醇、碘、明矾、氯仿、酚、升汞、福尔马林及高渗葡萄糖等;③四环素溶液及消旋山莨菪碱溶液。前二种药物刺激反应相对较小。穿刺注射疗法可每隔 1~2 周注射 1 次,方法简单,痛苦小和费用少为其优点;但复发率较高(6.1% ~ 25%),且有发热、药物过敏、局部红肿、急性精索炎及睾丸炎等并发症。故注射前一定要明确积液原因,严格无菌操作,注射后严密观察。

(2)其他手术治疗:1 岁以上的男性患者,鞘膜积液较大,并感到不适或妨碍正常生活均适合手术治疗。

鞘膜切除翻转术为最常用的手术方法。对较大的鞘膜积液将大部分鞘膜切除后,翻转至睾丸和精索的后方,鞘膜浆膜面朝外予以缝合。术中应严密止血,防止形成血肿。缝合精索部鞘膜时不能过紧,以免阻碍血液循环发生睾丸萎缩。合并腹股沟疝者,应一并修补。其他如鞘膜开窗术、壁层鞘膜切除术、睾丸鞘膜移置于鞘膜囊外和鞘膜折叠缝合术等也可酌情选用。手术治疗效果肯定,根治率达 99% 以上,但容易引起术后并发症,常见的有切口感染、出血、阴囊水肿、精索损伤、睾丸损伤、睾丸萎缩等。故手术应精细操作,仔细分离,尽量少损伤周围组织,保护精索和睾丸。术中若发现其他病变应予以适当处理。

## 八、预　后

本病为男科常见疾病,多因肝、脾、肾功能失调,寒湿之气结于睾丸所致,治疗以温阳散寒、健脾利湿、理气行水为主。由于体质、地域、用药及气候等因素的不同,本病也可发生一些变化,如寒湿疝,郁久化热可转为湿热疝,湿热疝反复发作也可发展成为血瘀疝,或病久伤肾,出现肾虚水滞疝。故必须洞察疾病转归,及时调整治疗方法。本病治疗正确及时,大部分患者能痊愈,没有后遗症,但如果失治误治,缠绵不愈,则容易引起积液压力增高、鞘膜增厚而影响睾丸的供血及温度调节,引起睾丸萎缩,如果为双侧病变,则可导致男性不育。

## 九、预防与护理

### 1. 预　防

注意保持阴囊清洁,预防感染;劳作有度,保持良好心态,性生活要有规律,忌食辛辣。

## 2. 护　理

在治疗过程中,应注意休息,减少活动,可用阴囊托带兜起阴囊,以利积液吸收。若为继发性鞘膜积液,应积极治疗原发病灶,并采取相应的护理措施。

## 十、学术认识

廖润泉教授认为鞘膜积液为男科常见疾病,多因肝、脾、肾功能失调,寒湿之气结于睾丸、精索鞘膜所致。分为原发性和继发性,原发性发病原因不明,与鞘膜壁分泌与吸收之间平衡失调有关,分泌增多,而吸收减少,使鞘膜腔积液越来越多;继发性与多种疾病有关,如丝虫病、结核病、炎症等,使鞘膜壁微管系统被破坏,而导致液体潴留。对其治疗则以手术为主,手术方式以睾丸鞘膜翻转术或鞘膜切除术(主要用于精索鞘膜积液)为主,术中明确与腹腔有无相通,手术效果肯定。对鞘膜积液较少,尤其对 1 岁内的婴幼儿和年老体弱不宜手术者,或术后康复,或已经影响男性生育力者,中医治疗具有一定优势。不主张注射硬化剂治疗,因为注射硬化剂后可造成睾丸、附睾或精索与周围组织粘连,形成局部硬块。

（常　青）

# 参考文献

陈如泉,2004.李今庸老师辨病与辨证相结合的学术思想浅探[J].湖北中医学院学报,6(4):32-35.

董湘玉,李琳,2003.中医心理学基础[M].北京:北京科学技术出版社.

李今庸,1998.李今庸临床经验辑要[M].北京:中国医药科技出版社.

李曰庆,2007.中医外科学[M].北京:中国中医药出版社.

廖润泉,2000.外科学[M].贵阳:贵州科技出版社.

刘猷枋,张亚强,2007.中西医结合泌尿外科学[M].北京:人民军医出版社.

青姚,2000.从辨证与辨病谈中西医结合[J].长春中医学院学报,16(4):1-2.

童舜华,2002.辨病与辨证论治的历史沿革[J].上海中医药杂志,36(6):40-42.

王洪永,王白玲,2001.试论"有诸内必形诸外"与辨证论治[J].陕西中医,22(1):64.

王米渠,1988.中医心理学纲要[M].成都:四川科学技术出版社.

吴在德,吴肇汉,2008.外科学[M].北京:人民卫生出版社.

徐云生,2005.从中医症、证、病的概念谈辨证与辨病的关系[J].医学与哲学,26(1):65.

张伯华,2005.医学心理学[M].北京:人民卫生出版社.

张敏建,郭军,2011.中西医结合男科学[M].北京:科学出版社.

张庆祥,2005.辨病论治与辨证论治的关系探析[J].辽宁中医杂志,32(2):107-108.

张延群,2001.中医临床中的辨证与辨病之管见[J].湖北中医杂志,23(12):11.

章恪,2003.辨证与辨病相结合突出中医特色[J].中医药学刊,21(11):1880.